许尤佳育儿丛书

1000000 粉丝忠实热捧

人气育儿专家 最新力作

许尤佳

小儿常见病调养

儿科主任
博士生导师

著

SPM 南方出版传媒

广东科技出版社｜全国优秀出版社

·广州·

图书在版编目（CIP）数据

许尤佳：小儿常见病调养 / 许尤佳著 . — 广州：
广东科技出版社，2019.8
（许尤佳育儿丛书）
ISBN 978-7-5359-7186-9

Ⅰ.①许… Ⅱ.①许… Ⅲ.①小儿疾病—常见病—防
治 Ⅳ.① R72

中国版本图书馆 CIP 数据核字 (2019) 第 148192 号
特别感谢林保翠为本书付出的努力

许尤佳：小儿常见病调养 Xuyoujia: Xiao'er Changjianbing Tiaoyang

出 版 人：朱文清
策　　划：高　玲
特约编辑：黄　佳
责任编辑：高　玲　方　敏
装帧设计：深圳·弘艺文化 HONGYI CULTURE
摄影摄像：
责任校对：冯思婧　谭　曦
责任印制：彭海波
出版发行：广东科技出版社
　　　　　（广州市环市东路水荫路 11 号　邮政编码：510075）
http：//www.gdstp.com.cn
E-mail：gdkjyxb@gdstp.com.cn（营销）
E-mail：gdkjzbb@gdstp.com.cn（编务室）
经　销：广东新华发行集团股份有限公司
印　刷：广州市岭美文化科技有限公司
　　　　　（广州市荔湾区花地大道南海南工商贸易区 A 幢　　邮政编码：510385）
规　格：889mm×1194mm　1/24　印张 7　字数 150 千
版　次：2019 年 8 月第 1 版
　　　　2019 年 8 月第 1 次印刷
定　价：49.80 元

ABOUT **THE AUTHOR**
作者简介

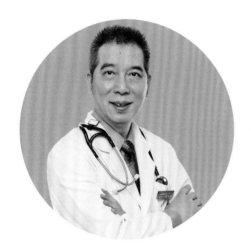

儿科主任 / 博士生导师　许尤佳

- 1000000 妈妈信任的儿科医生
- "中国年度健康总评榜"受欢迎的在线名医
- 微信、门户网站著名儿科专家
- 获"羊城好医生"称号
- 广州中医药大学教学名师
- 全国老中医药专家学术经验继承人
- 国家食品药品监督管理局新药评定专家
- 中国中医药学会儿科分会常务理事
- 广东省中医药学会儿科专业委员会主任委员
- 广州中医药大学第二临床医学院儿科教研室主任
- 中医儿科学教授、博士生导师
- 主任医师、广东省中医院儿科主任

许尤佳教授是广东省中医院儿科学科带头人，长期从事中医儿科及中西医儿科的临床医疗、教学、科研工作，尤其在小儿哮喘、儿科杂病、儿童保健等领域有深入研究和独到体会。特别是其"儿为虚寒体"的理论，在中医儿科界独树一帜，对岭南儿科学，甚至全国儿科学的发展起到了带动作用。近年来对"升气壮阳法"进行了深入的研究，并运用此法对小儿哮喘、鼻炎、湿疹、汗证、遗尿等疾病进行诊治，体现出中医学"异病同治"的特点与优势，疗效显著。

先后发表学术论文30多篇，主编《中医儿科疾病证治》《专科专病中医临床诊治丛书——儿科专病临床诊治》《中西医结合儿科学》七年制教材及《儿童保健与食疗》等，参编《现代疑难病的中医治疗》《中西医结合临床诊疗规范》等。主持国家"十五"科技攻关子课题3项，国家级重点专科专项课题1项，国家级名老中医研究工作室1项等，参与其他科研课题20多项。获中华中医药科技二等奖2次，"康莱特杯"著作优秀奖，广东省教育厅科技进步二等奖及广州中医药大学科技一等奖、二等奖。

长年活跃在面向大众的育儿科普第一线，为广州中医药大学第二临床医学院（广东省中医院）儿科教研室制作的在线开放课程《中医儿科学》的负责人及主讲人，多次受邀参加人民网在线直播，深受家长们的喜爱和信赖。

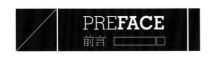
俗语说"医者父母心"，行医之人，必以父母待儿女之爱、之仁、之责任心，治其病，护其体。但说到底生病是一种生理或心理或两者兼而有之的异常状态，医生除了要有"医者仁心"之外，还要有精湛的技术和丰富的行医经验。而更难的是，要把这些专业的理论基础和大量的临证经验整理、分类、提取，让老百姓便捷地学习、运用，在日常生活中树立起自己健康的第一道防线。婴幼儿乃至童年是整个人生的奠基时期，防治疾病、强健体质尤为重要。

鉴于此，广东科技出版社和岭南名医、广东省中医院儿科主任、中医儿科学教授许尤佳，共同打造了这套"许尤佳育儿丛书"，包括《许尤佳：育儿课堂》《许尤佳：小儿过敏全防护》《许尤佳：小儿常见病调养》《许尤佳：重建小儿免疫力》《许尤佳：实用小儿推拿》《许尤佳：小儿春季保健食谱》《许尤佳：小儿夏季保健食谱》《许尤佳：小儿秋季保健食谱》《许尤佳：小儿冬季保健食谱》《许尤佳：小儿营养与辅食》全十册，是许尤佳医生将30余年行医经验倾囊相授的精心力作。

《育婴秘诀》中说："小儿无知，见物即爱，岂能节之？节之者，父母也。父母不知，纵其所欲，如甜腻粑饼、瓜果生冷之类，无不与之，任其无度，以致生疾。虽曰爱之，其实害之。"0~6岁的小孩，身体正在发育，心智却还没有成熟，不知道什么对自己好、什么对自己不好，这时父母的喂养和调护就尤为重要。小儿为"少阳"之体，也就是脏腑娇嫩，形气未充，阳气如初燃之烛，波动不稳，易受病邪入侵，病后亦易于耗损，是为"寒"；但小儿脏气清灵、易趋康复，病后只要合理顾护，也比成年人康复得快。随着年龄的增加，身体发育成熟，阳气就能稳固，"寒"是假的寒，故为"虚寒"。

在小儿的这种体质特点下，家长对孩子的顾护要以"治未病"为上，未病先防，既病防变，瘥后防复。脾胃为人体气血生化之源，濡染全身，正所谓"脾胃壮实，四肢安宁"，同时脾胃也是病生之源，"脾胃虚衰，诸邪遂生"。脾主运化，即所谓的"消化"，而小儿"脾常不足"，通过合理的喂养和饮食，能使其健壮而不易得病；染病了，脾胃健而正气存，升气祛邪，病可速愈。许尤佳医生常言：养护小儿，无外乎从衣、食、住、行、情（情志）、医（合理用药）六个方面入手，唯饮食最应注重。倒不是说病了不用去看医生，而是要注重日常生活诸方面，并因"质"制宜地进行饮食上的配合，就能让孩子少生病、少受苦、健康快乐地成长，这才是爸爸妈妈们最深切的愿望，也是医者真正的"父母心"所在。

本丛书即从小儿体质特点出发，介绍小儿常见病的发病机制和防治方法，从日常生活诸方面顾护小儿，对其深度调养，尤以对各种疗效食材、对症食疗方的解读和运用为精华，父母参照实施，就可以在育儿之路上游刃有余。

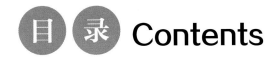

目 录 Contents

PART 01　了解孩子身体，掌握基础知识

PART 02　认识常用中药材和食材，小儿食养调脾胃

PART 03　轻松应对小儿十大常见问题

PART 04　孩子生病时，调养护理是关键

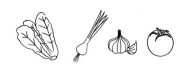

PART 05　增强小儿体质的调养方案

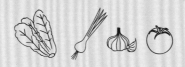

PART 01

了解孩子身体，
掌握基础知识

作为家长，
只有正确认识并了解孩子的生理、病理特点，
才能在孩子无病时进行合理调护，
有病时正确地选择科学的治疗手段。
绝不能把孩子看成是成人的缩小版，
不能按照成人的意愿与标准盲目地对孩子进行调治，
否则将事与愿违、事倍功半！

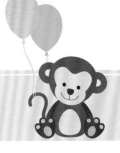

认识小儿的生理、病理特点

1 小儿的基本身体特征

国家统编教材《中医儿科学》把小儿生理、病理特点高度概括为32个字："脏腑娇嫩，形气未充，生机蓬勃，发育迅速；发病容易，传变迅速，脏气清灵，易趋康复"，这凝聚着的是历代医家的经验。

生理特点

脏腑娇嫩，形气未充——指的是小儿脏腑尚未成熟的特点。

生机蓬勃，发育迅速——指的是小儿具有快速生长发育的特点。

分析

以上概括小儿生理特点的16个字，指的是小儿时期不管是有形之物，如肌肉、骨骼等（形—宏观），还是无形之物，如肺气、肾气等（气—功能—微观）都处于不成熟、不完善的状态，都在不停地变化，其成熟须经过一个从量变到质变的漫长过程。

病理特点

发病容易，传变迅速——指的是小儿容易发病，病情变化也快的特点。

脏气清灵，易趋康复——指的是小儿染病后容易好转、痊愈的特点。

分析

以上概括小儿病理特点的16个字，指的是小儿时期由于生长发育尚未成熟，比较容易受到致病因素（如病毒、细菌、支原体等）的侵袭而生病，而且病情变化很快。如小儿感冒，很快就会演变为支气管炎，甚至肺炎，但只要诊断正确、治疗对法，是很容易收到疗效的。

2 中医对小儿生理、病理特点的认识

从古到今，从事儿科临床研究的医家都非常重视小儿的生理、病理特点，正所谓"知常达变"，只有了解小儿的这些特点，才能做到合理育儿，让孩子健康成长。我国古代医家对小儿生理、病理特点方面的研究很多，提出了许多具有指导意义的学术观点，积累了丰富的经验，对后世有很大的启迪与指导。

（1）古代儿科名医对小儿生理、病理特点的认识

唐代孙思邈说："凡天和暖无风之时，令母将儿于日中嬉戏，数见风日，则血凝气刚，肌肉硬密，堪耐风寒，不致疾病。若常藏于帏帐之内，重衣温暖，譬犹阴地之草木，不见风日，软脆而不任风寒。"

宋代钱乙详细地记录了初生儿到1周岁时的一些生长发育情况，如出乳牙时的低热、轻微腹泻等，认为这些就是前人所讲的"变蒸"，不属病态，而是正常的生长发育过程。他提出"五脏六腑，成而未全，全而未壮"的观点，认为小儿"脏腑柔弱，易虚易实，易寒易热"。这些观点为之后中医儿科学确立小儿生理、病理特点提供了理论依据。钱乙被后世尊称为"儿科始祖""儿科之圣"。

宋代陈文忠在预防小儿生病方面特别注重小儿的饮食喂养问题，主张"吃热不吃冷，吃液体不吃固体，吃小量不吃过量"，提出"忍三分寒，吃七分饱"的观点。

明代万全在治疗疾病时特别重视保护胃气，提出"五脏六腑以胃气为本，赖其滋养，如五脏有病，或泻或补，慎勿犯胃气"的思想。他在钱乙"脏腑辨证"的基础上提出小儿"五脏之中肝常有余，脾常不足，肾常虚"和"心常有余而肺常不足"的观点，高度概括了小儿生理、病理特点，对小儿的保育与疾病防治具有重要意义。

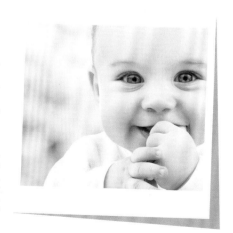

元代曾世荣善于把自己的学术观点以歌诀形式整理出来，朗朗上口，易于流传，如保健方面的歌诀——"四时欲得小儿安，常须三分饥与寒，但愿人皆依此法，自然诸病不相干。"

（2）古代关于小儿生理、病理特点的两个学说："纯阳之体"与"稚阴稚阳"

"纯阳之体"学说：五代《颅囟经》首次把小儿生理特点用"纯阳"来描述，指出"凡小儿三岁以下，呼为纯阳，元气未散"，形容小儿"生机蓬勃，发育迅速"的特点。

"稚阴稚阳"学说：清代吴鞠通在他的代表作《温病条辨·解儿难》中，将小儿体质特点高度概括为"稚阳未充，稚阴未长者也"。它所代表的是小儿另一个生理特点——"脏腑娇嫩，形气未充"。

"纯阳之体"与"稚阴稚阳"之间的关系：

"稚阴稚阳"学说表述了小儿机体柔弱，阴、阳二气均较幼稚，形体和功能未臻完善的一面，而"纯阳"之说恰又指其生机蓬勃，发育迅速的特点。正是由于稚阴稚阳，才需要迅速生长，由于生长旺盛，又使小儿形与气、阴与阳均显得相对不足，二者共同构成小儿生理特点的两个方面。"稚阴稚阳"学说在理论上是"纯阳"学说的发展，都在阴阳学说范畴内，从不同角度反映小儿生理特点，同时也为阐明小儿病理特点、指导临床治疗提供重要的理论依据。

（3）关于小儿"虚寒体质"的认识

本书认为小儿无形之物——功能，如中医所说的肺气、脾气等（即"气"—"阳"）——易受外界因素的影响而波动，而有形之物——骨骼等（即"形"—"阴"）——则相对稳定，故小儿多为虚寒体质，而且年龄愈小，虚寒愈明显。所谓"虚寒"，就是指小儿体质之"寒"是由于出生以后"阳气不足"——功能未成熟，但会随年龄的逐渐增长而不断充盛和完善，是假的"寒"，所以，生活中应注意适时温阳益气，慎用寒凉清热、攻伐太猛之药物或饮食。对儿童"虚寒"的理解，可以比喻为蜡烛初燃时，其火势不猛且极不稳定，易受外界因素的影响而波动，且其波动常常表现为不足的波动。所以，小儿不能过度营养、过用凉茶、随意吊针补液、过多使用抗炎药、穿着过厚等等，这些行为均会损耗阳气，表现为更加"虚寒"，严重影响小儿的生长发育和抗病能力。

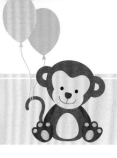

孩子的生理结构及其功能

小儿疾病的种类、临床表现、诊断、治疗、预后和预防等方面均与成人明显不同，所以，只有正确认识儿科的学科属性及小儿的生理特点，才能做到科学育儿，准确诊治疾病，保护小儿健康成长。

1 免疫系统

免疫是机体的生理性保护机制，其本质为识别自我、排除异己，具有免疫防御、免疫监视和免疫清除三大功能。免疫功能失调可致异常免疫反应，即变态反应、自身免疫反应、免疫缺陷甚至恶性肿瘤。

机体的免疫反应由免疫系统来执行。免疫系统包括免疫器官、免疫细胞和免疫分子。

免疫系统借助免疫器官、免疫细胞和免疫分子，通过抗原提呈、淋巴细胞增殖、免疫效应、淋巴细胞凋亡四个阶段完成免疫反应，发挥对抗原的效应。

若免疫细胞和免疫分子异常，可产生异常的免疫反应：免疫功能亢进，发生炎症、过敏性疾病和自身免疫性疾病。反之，免疫功能低下则易发生免疫缺陷和肿瘤。

小儿的免疫状况与成人明显不同，导致儿童疾病的特殊性。过去大家一度认为小儿的免疫系统发育不成熟，现已通过研究发现，小儿在出生时免疫器官和免疫细胞已经相当成熟，免疫功能低下可能是由于尚未充分接触抗原所致。

2 循环系统

血循环指的是以心脏心血管为核心的系统循环功能。心血管的发育经过心脏的胚胎发育过程而形成心脏的结构，原始心脏于胚胎第2周开始形成后，约于第4周起有循环作用，至第8周房室长成，即成为四腔心脏。先天性心脏畸形的形成主要就在这一时期。原始心脏的出口是一根动脉总干，在总干的内层对侧各长出一纵隔，两者在中央轴相连，将总干分为主动脉与肺动脉。由于该纵隔自总干分支处成螺旋形向心室生长，使肺动脉向前、向右旋转与右心室连接，主动脉向左、向后旋转与左心室连接。如该纵隔发育遇到障碍，分隔发生偏差或扭转不全，则可造成主动脉骑跨或大动脉错位等畸形。

正常胎儿循环：胎儿时期的营养和气体代谢是通过脐血管和胎盘与母体之间以弥散方式进行交换的。由胎盘来的动脉血经脐静脉进入胎儿体内，至肝脏下缘，约50%的血流入肝与门静脉血流汇合，另一部分经静脉导管入下腔静脉，与来自下半身的静脉血混合，共同流入右心房。由于下腔静脉瓣的阻隔，来自下腔静脉的混合血（以动脉血为主）流入右心房后，约1/3经卵圆孔流入左心房，再经左心室流入升主动脉，主要供应心脏、脑及上肢；其余的流入右心室。从上腔静脉回流、来自上半身的静脉血，流入右心房后绝大部分流入右心室，与来自下腔静脉的血一起进入肺动脉。由于胎儿肺脏处于压缩状态，故肺动脉的血只有少量流入肺脏，经肺静脉回到左心房，而约80%的血液经动脉导管与来自升主动脉的血汇合后，进入降主动脉（以静脉血为主），供应腹腔器官及下肢，同时经过脐动脉回流至胎盘，换取营养及氧气。故胎儿期身体供应给脑、心、肝及上肢的血氧量远远大于下半身。

婴儿出生后血循环的改变：出生后脐血管被阻断，呼吸建立，肺泡扩张，肺小动脉管壁肌层逐渐退化，管壁变薄并扩张，肺循环压力下降；从右心房经肺动脉流入肺脏的血液增多，使肺静脉回流至左心房的血量也增多，左心房压力因而增高。当左心房压力超过右心房时，卵圆孔瓣膜先在功能上关闭，到出生后5~7个月，解剖上大多闭合。自主呼吸使血氧增高，动脉导管壁平滑肌受到刺激后收缩，同时，低阻力的胎盘循环由于脐带结扎而终止，体循环阻力增高，动脉导管处逆转为由左向右分流，高的动脉氧分压加上出生后体内前列腺素的减少，使导管逐渐收缩、闭塞，最后血流停止，成为动脉韧带。约80%的足月儿在出生后24小时形成功能性关闭。约80%的婴儿于出生后3个月、95%的婴儿于出生后1年内形成解剖上关闭。若动脉导管持续未闭，可认为有畸形存在。脐血管则在血流停止后6~8周完全闭锁，形成韧带。

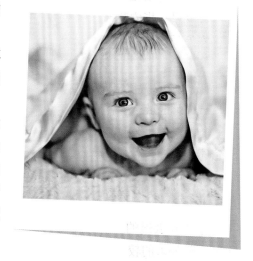

3 呼吸系统

（1）呼吸频率与节律

小儿呼吸频率快，而且年龄越小，频率越快。小儿肺脏容量按体表面积计算约为成人的1/6，但因新陈代谢旺盛，需氧量接近成人。为满足机体代谢的需要，只能以增加呼吸频率来进行代偿；加之受小儿胸廓解剖特点的限制，婴幼儿呼吸中枢发育尚未完善，呼吸调节功能差，容易产生呼吸节律不整，可能会出现间歇、暂停等现象，早产儿或新生儿更为明显。

（2）呼吸类型

婴幼儿呼吸肌发育不全，呼吸时肺主要向膈肌方向移动，呈腹膈式呼吸。此后随小儿开始站立行走，膈肌与腹腔器官下移，肋骨由水平位变为斜位，呼吸肌也随年龄增长而逐渐发达，开始出现胸腹式呼吸，7岁以后以此种呼吸为主。

（3）呼吸功能的特点

肺活量：指一次深吸气后的最大呼气量。小儿肺活量为50~70mL/kg，受呼吸肌强弱、肺组织和胸廓弹性以及气道通畅程度的影响，同时也和年龄、性别、身材等因素有关。安静时，较大儿童可以仅用肺活量的12.5%来呼吸，但婴儿则需用30%左右，这是因为小儿呼吸功能储备量较小，因而易发生呼吸衰竭现象。

潮气量：指安静呼吸时每次吸入或呼出的气量。年龄越小，潮气量越少。小儿肺容量小，安静呼吸时其潮气量仅为成人的1/2。

每分通气量：指潮气量与呼吸频率的乘积。由于正常婴幼儿呼吸频率较大，虽然潮气量小，如按体表面积计算，每分通气量与成人相近。

气体弥散量：小儿肺脏小，气体弥散量也小，但若以单位肺容积计算，则与成人近似。

气道阻力：气道阻力的大小取决于管腔大小与气体流速等。由于小儿气管管径细小，气道阻力大于成人，婴幼儿患肺炎时，气道管腔黏膜肿胀、分泌物增加、支气管痉挛等症状易使管腔更为狭窄，气道阻力增大。

（4）呼吸道免疫特点

小儿呼吸道的非特异性及特异性免疫功能均较差。呼吸道的防御机制始于鼻道，鼻毛能阻挡外来的较大异物。成人的鼻黏膜富有血管，产生的湿化作用也可使吸水性颗粒增大，以利于细胞的吞噬，而婴儿不仅缺乏鼻毛，鼻道黏膜下层血管也较丰富，易充血肿胀而阻塞鼻道。成人气管黏膜的上皮细胞均有纤毛突起，纤毛一致不断地向后摆动，将粘有病原体等异物的黏液痰排出呼吸道，而婴幼儿的这种防御机制及咳嗽反射功能发育不够成熟。婴幼儿时期肺泡巨噬细胞功能不足，辅助性T细胞功能暂时低下，使分泌型IgA、IgG，尤其是IgG2含量低微。此外，乳铁蛋白、溶菌酶、干扰素及补体等的数量和活性不足，故呼吸道易感染。

✳ 4 泌尿系统

泌尿系统的功能是将人体在代谢过程中产生的废物和毒物通过尿液的形式排出体外以维持机体内环境的相对稳定。肾是尿液生成的重要器官，不仅可将体内的代谢终末产物如尿素、有机酸等排出体外，对调节体内水与电解质和维持血液的酸碱平衡也有很重要的作用。肾还具有内分泌作用，可分泌激素和生物活性物质，如肾素、促红细胞生成素、前列腺素、1,25-二羟胆固化醇[1,25-$(OH)_2D_3$]，参与调节血压、红细胞的生成和钙的吸收。肾脏完成其生理活动，主要是通过肾小球的过滤和肾小管重吸收、分泌及排泄。小儿肾脏虽具备大部分成人肾脏的功能，但其发育是一个逐渐趋向成熟的过程。虽然在胎龄36周时肾单位的数量已达到成人水平，出生后上述功能已基本具备，但调节能力较弱，储备能力差，一般至1~1.5岁时才能达到成人水平。一般情况下，年龄越小排尿次数越多，1岁时每日排尿15~16次，至学龄前和学龄期每日6~7次。新生儿每小时排尿量＜1.0mL/kg为少尿，每小时＜0.5mL/kg为无尿。儿童排尿量每日少于400mL/kg即为少尿，每日少于50mL/kg时为无尿。

肾的各组成部分联系密切。损伤时常相互影响，一部分的病变可引起其他部分的损害。因此，肾疾病晚期往往各个部分都有损坏。肾小球不能再生，功能损伤后只能由存留的肾单位肥大来代偿，所以肾小球发生严重的弥漫性病变时会造成严重后果。儿童肾小管的再生能力很强，发生损伤时，如及时再生可恢复功能。肾的代偿储备能力很大，因此肾功能障碍往往在病变比较严重时才表现出来，有些已到疾病晚期，所以了解其早期可能出现的症状非常重要。

5 消化系统

（1）口腔

口腔是消化道的起端，具有吸吮、咀嚼、消化、吞咽、味觉、感觉、语言等功能。足月新生儿舌及双颊部脂肪垫发育良好，出生后即能吮乳及吞咽，早产儿则较差。新生儿及婴幼儿口腔黏膜薄嫩，血管丰富，唾液腺发育不够完善，唾液分泌少，口腔黏膜较干燥，局部易受损伤及感染。3~4个月时唾液分泌量开始增多，但婴儿口底浅，尚不能及时吞咽所分泌的全部唾液，故常发生生理性流涎。3个月以下婴儿唾液中淀粉酶含量低，不宜喂食淀粉类食物。

（2）食管

食管有推进食物和液体由口入胃并防止吞下期间胃内容物反流的功能。新生儿和婴儿的食管呈漏斗状，黏膜纤弱，腺体缺乏，弹力纤维和肌层尚不发达，食管下段贲门括约肌发育不成熟，易发生胃食管反流，吮奶时常因吞咽过多空气而易发生溢奶，这种情况一般随年龄增加逐渐改善。

（3）胃

胃有贮存、运动和分泌功能，可贮纳食物，将其磨碎并与胃液充分混合，形成食糜，并调节食糜进入十二指肠的速度。新生儿胃容量为30~60mL，1~3个月时为90~150mL，1岁时为250~300mL，5岁时为700~850mL，成人约为2000mL。婴儿胃呈水平位，当学会走路后变为垂直。婴儿胃平滑肌发育尚未完善，充满液体食物后易使胃扩张。由于胃幽门括约肌发育较好，而贲门和胃底部肌张力低，故易发生幽门痉挛而出现呕吐。胃排空时间随食物种类不同而异，稠厚含凝乳块的乳汁排空慢；糖类、等渗液、冷饮等排空快；水的排空时间为1.5~2小时，母乳需2~3小时，牛乳需3~4小时，早产儿胃排空更慢，易发生胃潴留。新生儿胃酸和各种酶分泌较成人少且活性低，故消化功能差。

（4）肠

小肠的主要功能包括运动（蠕动、摆动、分节运动）、消化、吸收及免疫保护。大肠的主要功能是贮存食物残渣、进一步吸收水分以及形成粪便。小儿肠管相对而言比成人长，一般为身高的5~7倍。小儿肠黏膜肌层发育差，肠系膜软而长，结肠无明显结肠带与脂肪垂，升结肠及直肠与后腹壁的固定差，易发生肠扭转和肠套叠。早产儿的肠蠕动协调能力差，易发生粪便滞留甚至功能性肠梗阻。婴幼儿肠黏膜屏障功能差、肠壁薄、血管丰富且通透性高，肠内细菌及其毒素、消化不完全产物和过敏原等可经肠黏膜进入体内，引起全身感染和变态反应性疾病。婴幼儿结肠较短，不利于水分吸收，故婴儿大便多不成形而为糊状。小儿乙状结肠和直肠相对较长，是小儿便秘的原因之一，直肠黏膜与黏膜下层固定差，肌肉发育不良，易发生肛门、直肠黏膜脱垂。小儿大脑皮层功能发育不完善，进食时常引起胃—结肠反射，产生便意，所以小儿大便次数多于成人。

（5）胰腺

胰腺分为内分泌部和外分泌部，前者分泌胰岛素，主要控制糖代谢；后者分泌胰腺液，分泌量随年龄增长而增加，至成人每日可分泌1~2升，内含各种消化酶，酶类出现的顺序依次为胰蛋白酶、糜蛋白酶、羧基肽酶、脂肪酶及淀粉酶。新生儿胰液所含脂肪酶活性不高，2~3岁时才接近成人水平。婴幼儿时期胰腺液的分泌易受炎热天气和各种疾病影响，容易产生消化不良。

（6）肝

肝脏有排泌胆汁，调节碳水化合物、蛋白质、脂肪、维生素、激素、铁元素、铜元素等物质代谢及生物转化功能。年龄愈小，肝脏相对愈大。在婴幼儿右锁骨中线肋缘下可触及肝下缘，边缘钝，质地柔软，无压痛，不超过2厘米；学龄期儿童肋缘下一般不会触及肝脏。在剑突下，从出生后到7岁可触及2~2.5厘米的肝脏。婴儿肝脏血管丰富，肝细胞和肝小叶分化不全，屏障功能差，易受各种不利因素的影响，如缺氧、感染、药物中毒等均可使肝细胞发生肿胀，脂肪浸润、变性、坏死、纤维增生、肿大，影响其正常功能。婴儿肝细胞再生能力强，不易发生肝硬化。婴儿时期胆汁分泌较少，故对脂肪的消化、吸收功能较差。小儿肝糖原储存相对较少，易因饥饿产生低血糖现象。

（7）肠道细菌

刚出生的新生儿肠道内无菌，出生数小时后细菌即从口、鼻、肛门入侵至肠道，主要分布在结肠和直肠。肠道菌群受食物成分影响，母乳喂养儿肠内的乳酸杆菌和双歧杆菌占优势；人工喂养和混合喂养儿肠内的大肠杆菌、嗜酸杆菌、双歧杆菌及肠球菌所占比例几乎相等。断乳后，小儿肠道内菌群逐渐变化，发展为以厌氧菌占优势的稳定菌群。正常肠道菌群对侵入肠道的致病菌有一定的拮抗作用。婴幼儿肠道正常菌群脆弱，易受各种内外因素的影响，如大量使用广谱抗生素会使正常菌群的平衡失调，导致消化道功能紊乱。另外，消化道功能紊乱时，肠道细菌大量繁殖，可进入小肠甚至胃内成为致病菌。

（8）健康小儿粪便

食物进入消化道至粪便排出的时间因哺乳方式而异：母乳喂养的婴儿平均为13小时，人工养育儿平均为15小时，成人平均为18~24小时。

母乳喂养儿的粪便为黄色或金黄色，呈均匀糊状或带少许粪便颗粒，或较稀薄，绿色，有酸味，不臭，呈酸性（pH4.7~pH5.1），每日排便2~4次，一般在添加辅食后变稠、次数减少。

人工喂养儿的粪便为淡黄色或灰黄色，较干稠，呈中性或碱性（pH6~pH8）。因牛乳含蛋白质较多，粪便有明显的蛋白质分解产物的臭味，有时会混有白色酪蛋白凝块。每日排便1~2次，易发生便秘。但如果只是排便间隔超过48小时，排便时没有任何痛苦，不应称为便秘。

混合喂养儿的粪便与牛乳养育儿相似，但较软，黄色。添加淀粉类食物可使大便增多，稠度稍减，稍呈暗褐色，臭味加重。添加各类蔬菜、水果等辅食时大便外形与成人相似，初加菜泥时，常有少量绿色粪便排出，继用数日后，绿色即渐减少，每日排便1次左右。

6 神经系统

小儿神经系统发育最早，发育亦迅速。出生时脑总量平均为370克，占体重的1/9~1/8，已达成人脑重（约1500克）的25%；6个月时脑重400~700克；1岁时为出生时的2倍，达成人脑重的50%；2岁时为900~1000克；7岁时已接近成人脑重。在解剖学上，出生时小儿大脑外观已具备成人大脑所具备的沟和回，但比成人的浅，在组织学上也已具备大脑皮层的6层基本结构，

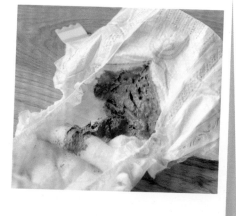

但大脑皮质较成人薄，细胞分化较差。大脑的神经细胞在出生时已与成人相同，但轴突与树突形成不足，以后神经细胞体积增大，树突增多加长，细胞功能随着年龄的增长和发育而日益复杂化，3岁时皮质细胞大致分化完成；8岁时已与成人无大区别。由于婴儿时期皮质发育尚不完善，皮质下中枢的兴奋性较高，神经髓鞘形成不全，当外界刺激通过神经传入大脑时，在皮质不易形成一个明确的兴奋灶，兴奋与刺激容易扩散。6岁左右，大脑半球的一切神经传导通路几乎已髓鞘化，身体在接受刺激后，可以很快、准确地由感官沿着神经通路传到大脑皮质高级中枢。

　　婴儿出生时脊髓已较成熟，重2~6克，其下端达第3腰椎水平（成人在第1腰椎水平上）；4岁时达第1~2腰椎水平，因此做腰椎穿刺时应注意。2岁是髓鞘的形成阶段，4岁时已相当成熟，之后直至成年逐渐完善。

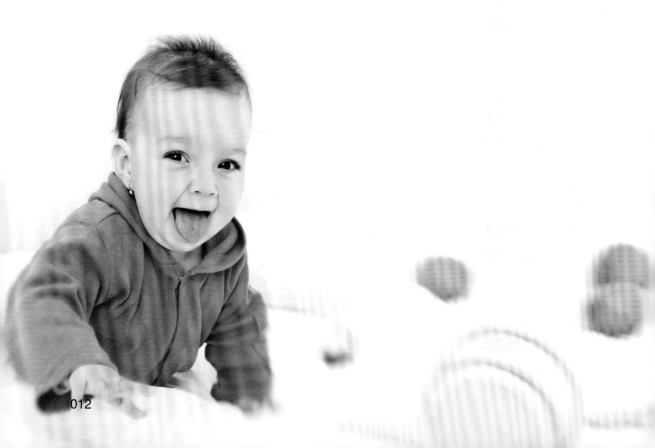

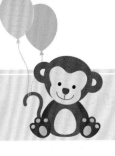

小儿生病，不可忽视的中医食疗

食疗是中医药文化的重要组成部分，也在中华饮食文化中一枝独秀，其历史源远流长，缤纷灿烂。除了成人的食疗养生、食疗治病外，小儿生病时，其实也是可以巧妙利用中医食疗来促进痊愈的。

1　中医食疗古已有之

中医饮食疗法的基础最早是在《周礼》时代奠定的。《黄帝内经》早就指出："大毒治病，十去其六；常毒治病，十去其七；小毒治病，十去其八；无毒治病，十去其九。谷肉果菜，食养尽之，无使过之，伤其正也。"这既是食疗理论的长足进步，也是对食疗作用的高度评价。战国时期是神仙方士勃盛之期，追求"长生不死"，注重饮食养生之道，此时期的西王母"不死之药"以及东海蓬莱仙岛的神仙故事成为人们神往的寄托，这样，一些无毒又具有强身、延年益寿功效的药物和食物自然成为人们追求的目标，这为食疗开辟出一个新的天地，也为食疗的发展奠定了基础。传说寿星彭祖就是食疗之祖，秦始皇、汉武帝等均有注重食疗养生、祈求长寿的故事。

《黄帝内经》为食疗提供了理论根据，而历代医家中医术精湛又堪称美食家的大有人在，如华佗、张仲景、孙思邈等等。华佗的《食论》、张仲景的《伤寒杂病论》以及孙思邈的《千金方》（包括《千金要方》和《千金翼方》），都不乏对食疗的精辟论述，尤其是孙思邈，他无愧是食疗理论及实践的集大成者，是一位兼容并蓄的伟大食疗专家，他认为长生不老的神仙之术是难以得到的，但大众化、人人可为的养生保健食疗法的确值得推广，他提出善于食疗者才是良医，在《千金方》中就有很多有关食治、养生、养性、补养、饮食宜忌等方面的论述。

具有划时代意义的就是《饮膳正要》一书的问世。该书为元代蒙古人忽思慧所著，他掌宫廷御膳，主管宫廷饮食、药物补益，累积十多年的饮膳经验，集诸家本草、名医方术、谷肉蔬果编撰而成。全书共分三卷，体例独特，一改既往"食疗本草"类书以单品序列述其食疗功效的方法，而是以大篇幅叙论诸饮食菜点、主副食及点心的配膳和烹调方法，并据此阐明其食疗作用，既重视饮食的美味，又寓治疗价值于饮食之中，在上至帝王下至平民百姓中广为流传，影响面极广。世界著名科技史家、英国剑桥大学李约瑟博士（Dr.Joseph Needham）称《饮膳正要》为中国在饮食治疗和保健食品领域中的一部重要经典著作。明清以及其后的药膳之风盛行，与《饮膳正要》的影响密不可分。

正是由于药膳的风行和发展，食疗与饮食文化的关系就显得更加密切和直接了。所以，中医学认为的医食同源、药食同源，就是这样形成和发展起来的。

在21世纪，人们积极寻求"治未病"和提高生活质量的方法，而中医药的食疗方法就是最值得人类采用的养生之道。另外，长期困扰着儿科的服药难的大难题，也可以通过食疗得以解决。

小儿服药难，但喂食不难，选择合适的食物或药材，配合科学的烹调技术，制作出具有食疗价值的美食，一样可以达到保健和治病的目的，所以，食疗在儿科显得更为重要。《黄帝内经》中说道："天食人以五气，地食人以五味。五气入鼻，藏于心肺，上使五色修明，音声能彰；五味入口，藏于肠胃，以养五气，气和而生，津液相成，神乃自生。"其意就是说，天地大自然为人类提供了生命动力的来源，人们可以通过呼吸、饮食而获取它。由此可见，将食疗寓于日常生活的饮食之中，是顺理成章的。怎样才能进行合理的食疗呢？我们认为，既然医食同源，那么食疗一样应该遵循中医药学的辨证论治法则，做到辨证施食。

❋ 2 不可不知的"药食同源"

中药是中国的传统药物，饮食是人类生存之必需，人们用"药食同源"四个字来揭示它们之间的必然联系，认为中药与食物无绝对的分界线。我国素来有"药食同源"的说法。传统中医学认为食即是药，或者说食相当于药，因为它们同源、同用、同效。食物的性能与药物的性能一致，包括气、味、升降浮沉、归经、补泻等内容，并在阴阳、五行、脏腑、经络、病因、病机、治则、治法等中医基础理论指导下应用。传统中医食与药并没有明确界限，因此药疗有食的作用，食疗有药的功效。

中医药食学说，即药物与饮食关系的学说。在中医中，药食同源，药食互补，药食互用，药与食之间并没有严格的界限，将二者结合用来养生疗疾，是中医的一个显著特点。

万物均为食，只有食用的方法得当，才能把万物变为食、药统一体，因地、因体、因病、因时制宜，取万物之长，配制得当，食或冲服，可迅速满足人体的正常需求与加强代谢。众多事实证明了万物均为药、万物均为食的事实。对于"药食同源"的理解，应从两个方面来看，一是中药与食物的产生方法相同，二是它们的来源相同。

中药的产生与食物一样，来源于我们祖先千百年来的生活实践，是他们与大自然、与疾病长期斗争的经验结晶。原始人最初的生活方式——尝试和寻找食物，往往是在食不果腹的情况下进行的，过程中难免误食一些有毒或有剧烈生理效应的动植物，以致产生明显的毒副作用，甚至死亡，经过无数次反复的生活经验，对动植物产生了第二认识，即原始的中药。

古人认为，药与食物同根同源。《黄帝内经》的《素问·生气通天论》中认为："阴之所生，本在五味；阴之五宫，伤在五味。"提出了"谨和五味调阴阳"的观点，记载"酸、甜、苦、辛、咸"五味调和之摄取，使人们保持身体健康。隋朝的《黄帝内经太素》一书中写道"空腹食之为食物，患者食之为药物"，更是明确地提出了"药食同源"的观点。

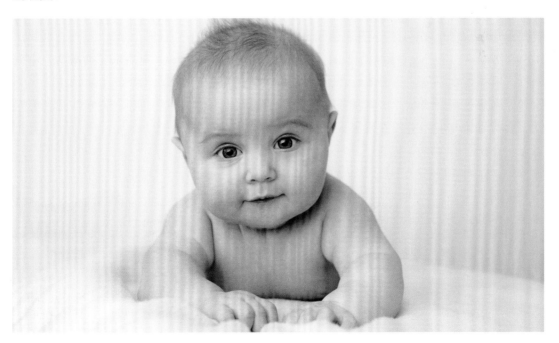

中药与食物一样，来源于自然界中的动植物，而且，其中很大一部分很难明确分清是药还是食物，它们往往既是药材又是食物，如粮食类中谷芽、麦芽、淮小麦、浮小麦等，蔬菜类中的荠菜、萝卜、芥菜、山药、百合、藕、冬瓜、南瓜等，果品类中的山楂、乌梅、龙眼、柑橘类、莲子、杏仁、无花果等，调味品类中的山奈、生姜、桂皮、丁香、花椒、胡椒、八角、茴香、小茴香、草果等，动物类中就更多了，包括蛇类、家畜类、水产类、野兽类等。药食同源，使中药具有浓厚的生活气息，也强化了中药的实用性和经验性，更有利于我们的运用。

药食同源的形成是有其历史原因的。在漫长的原始社会中，我们的祖先逐渐把一些天然物产分为食物、药物和毒物。到了奴隶社会，随着生产力的发展，烹饪技术逐渐形成，出现了羹和汤，发明了汤药和酒，并进而制造了药用酒。而饮酿酒业衍生的醋、酱、豆豉、饴等，更加丰富了医药内容。周代已经有了世界最早的专职营养师——食医，《周礼》有"以五味、五谷、五药养其病"的记载，《山海经》载有食鱼、鸟治病的内容。战国时代出现了我国第一部医学理论专著《黄帝内经》，它不仅奠定了食疗的理论基础，而且收有食疗方剂。汉代的《神农本草经》是我国第一部药物专著，收有许多药用食物；张仲景的《伤寒论》《金匮要略》载有"猪肤汤""当归生姜羊肉汤"等食疗方剂。唐代是我国食疗学发展的重要阶段。孙思邈《备急千金要方》中的"食治"专篇，是现存最早的中医食疗专论，第一次全面系统地阐述了食疗、食药结合的理论。他在《千金翼方》中强调："若能用食平疴，释情遣疾者，可谓良工，长年饵生之奇法，积养生之术也。夫为医者，当须先洞晓病源，知其所犯，以食治之，食乃不愈，然后命药。"宋、金、元时期，食疗理论与应用有较大发展。宋代《太平圣惠方》中的"食治论"记载了28种疾病的食疗方；《养老奉亲书》记述了老人饮食保健与治疗间的关系。元代饮膳大臣忽思慧所著的《饮膳正要》是一部完整的营养学专著。明清时期，有关饮食保健的著作大量涌现，还出现了一些野菜类著作，扩大了食物来源。李时珍的《本草纲目》也收录有200多种药用食物。

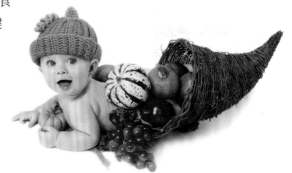

3 食疗关键词：阴阳五行、气血津液

（1）以阴阳五行为指导

病分阴证、阳证，所以也要辨认治疗的药物、食物的阴阳属性，才能有针对性地使用。具体来说，寒性病证可用温热性质药食，如葱白、生姜、饴糖、羊肉、狗肉之类；热性病证可用寒凉药食调摄，如薏米、莲心、菊花、赤小豆。五行理论在食疗学中体现为"五味""五入"和"五禁"学说，这些在后文中将会有具体说明。

（2）以气血津液为基础

中医理论认为气、血、津液是维持人体基本生命活动的物质，它们流行、润泽、营养于全身，并转化成各种生理功能，它们中的最精华部分称为"精"。这些生命物质不断消耗，需要持续补充。除了"先天之精"外，主要是"后天之精"的及时补充和调摄，这就要靠"后天之本"的脾胃来实现。运用一些药食补充血或津液的不足，在食疗中尤为常用。如红枣、龙眼、荔枝、芝麻、猪血、鸡血、猪肝、鸡肝等可补血。鲜芦根、甘蔗汁、生荸荠、生梨、西瓜等可生津，而鳖肉、龟肉等可以增液，伤津、脱液的病人可分别食用。薏米、赤小豆、扁豆、萝卜子、杏子、白果、橘皮等则具利水、化湿、祛痰、消饮等功效。

4 调理脏腑是小儿食疗的关键

气、血、津液及精等基本生命物质的功能活动，主要反映在身体五脏六腑的生理功能上。食疗或药疗的主要作用是对脏腑功能的调整。

比如，心的气血不足，或为痰浊、邪热等所扰，心主神志的功能就会出现异常，如失眠、多梦、神志不宁、反应迟钝、健忘等症状，甚至谵妄昏迷。食品中大枣、龙眼、小麦、莲子、蛋黄等有养心安神功效，可以辅服。肺的宣发功能失常，多有呼吸困难、胸闷、咳嗽及鼻塞、喷嚏、恶寒、无汗等症状，食物及调味品中的生姜、葱、桂皮、芫荽、薄荷叶等常有宣肺发表之效，是治疗感冒的良药。脾胃虚弱者可用扁豆、山药、粳米、薏米、山楂、蚕豆、萝卜、大枣、川椒、茴香等来达到健脾和胃的目的。

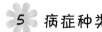

5 病症种类多，辨证论食很重要

中医辩论证是指根据每个人的不同状况，综合地对其疾病部位、证型作出诊断，给予相应的药食处方。比如有人基本是健康的，但在某一方面有虚亏倾向，可以用食疗方法作相应调整。有病治病，无病防病。

中医辨证方法很多，最基本的是"八纲辨证"，即将病人的症状和体征从阴和阳、表和里、寒和热、虚和实八方面加以归纳，得出综合判断，或为阳虚，或为里热，或为阴虚，或为表实等等，并将之与脏腑、经络等部位联系起来，在用药或用食的时候就有明确方向，可作相应调整。本书中，我们不妨将用药物治疗称为"施治"；用食物治疗称为"施食"。

6 中医食疗有哪些特点

中医饮食疗法的特点，就在于"辨证施食"四个字上，它和中医临床辨证论治疾病一样，要在中医基础理论指导下进行，即需要遵循中医阴阳五行学说、气血津液理论、五脏六腑功能变化等中医理论的指导。具体来说，中医食疗具有以下五大特点。

（1）无毒治病更安心

中医食疗营养学不同于现代医学中的营养学和饮食学。它是在中医基础理论指导下，总结历代食疗营养的宝贵经验而形成的具有鲜明东方营养学特点的学科。

食疗文化是中国饮食文化中不可分割的一部分，既融于饮食文化的一般发展过程之中，又在历史积淀中逐渐分离和结晶，在中国饮食文化中一枝独特。

药物的本义是指有毒的东西，而食物是无毒的。用无毒的食物保护身体健康，祛除疾病，当然是最佳选择，也最符合自然规律。《素问·五常政大论》中说："大毒治病，十去其六；常毒治病，十去其七；小毒治病，十去其八；无毒治病，十去其九。"从某种角度也可以说用无毒的食物疗治疾病，能达到最理想的疗效，这也可称为最早的食疗原则。《素问·六节藏象论》说："天食人以五气，地食人以五味。五气入鼻，藏于心肺，上使五色修明，音声能彰；五味入口，藏于肠胃，味有所藏，以养五气，气和而生，津液相成，神乃自生。"天地大自然为人类提供了生命动力的来源，人通过呼吸、饮食来得到能量，故将食疗寓于日常的饮食之中，是非常顺理成章的。

饮食文化中有"调和鼎鼐"的说法，大自然在不知不觉间为我们提供了最好的食养、食疗健康食品。这是因为"五味"代表人体对各种各样营养物质的需求，人应食杂，不应偏嗜。中国饮食文化不但菜品、食肴种类繁多，而且每种食品的烹制都有适当的五味调和。这样不仅满足了口味的美食享受，同时又合乎身体气血滋生之源的需求，故它们作为健康食品所拥有的保健价值也是不言而喻的。中国传统的饮食烹调原则"调和五味"与中医学里的以"四气五味"原理指导用药的原则相同。

（2）预防为主更治本

预防为主的思想，是东方营养学的重要特点之一。《素问·四气调神大论》中指出："圣人不治已病治未病，不治已乱治未乱。"这种防患于未然的预防思想不仅贯彻在运用一般医疗方法（如药物、针灸等）防治疾病、消除各种致病因素方面，也充分体现在食疗营养方面。如《素问·痹论》中就指出"饮食自倍，肠胃乃伤"。《千金要方·食治》中说："不知食宜者，不足以存生也""夫在身所以多疾此皆由……饮食不节故也"，都指出不注意饮食节制与营养卫生是多种疾病产生的直接原因，说明注意营养饮食卫生对保持健康具有重要意义。因而日常生活中必须"食能以时""味不重珍，衣不热""凡食，无强厚味，无以烈味重酒"（《吕氏春秋·尽数》）。这样才能身体无恙，保持健康。

中医的"预防"包括无病防病和有病防变两重意义，食疗也是如此。人体在患病之后，更需要注意营养卫生，并以饮食作为调治疾病、防止病情加重或并发其他严重疾病的重要手段，只有在饮食疗法效果不够满意或失效时，再诉诸药物治疗。

总之，注意饮食的适量与营养卫生，无病防病，有病防止疾病及加重，是中医食疗营养的基本原则之一。

（3）辨证配膳更对症

辨证论治是中医治疗学的一条基本原则，也是中医的精髓之一。辨证论治是指在临床治疗时，要根据不同的病情，结合病人的精神、体质以及环境等各种因素，全面综合分析，从而正确地辨认出不同的"证"，然后针对不同的"证"，施以恰当的治疗，以达到治愈疾病的目的。这一原则贯穿于中医多种疗法的应用之中，同样也体现在饮食治疗之中。许多疾病都有其饮食宜忌，讲求饮食宜忌是疾病早日痊愈的关键。

《黄帝内经》中提出"虚者补之""实者泻之""寒者热之""热者寒之"等治疗原则，不仅是中药治疗的重要原则，也是食疗营养学的原则。辨证配膳时，首先要

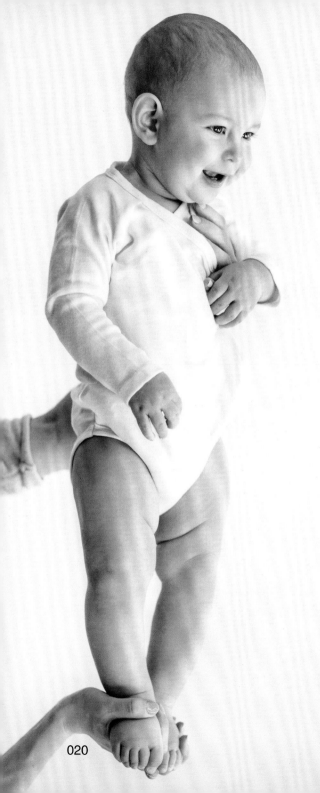

根据病证的阴阳、虚实、寒热，分别给予不同的饮食治疗。对虚证，应给予补养的饮食；对实证，则要辨别是哪种实邪。如疾病由热邪引起，则要给予清凉的饮食如西瓜、鲜藕等，如由寒邪引起，就要用温热的饮食，如干姜、羊肉、红糖等。对虚证虽然都应该补益，但还要注意区别是阴虚还是阳虚。《黄帝内经》中说"形不足者，温之以气；精不足者，补之以味"，认为阳气虚弱的病证应该首先益气，以便阳气旺盛；而对于阴精亏损的患者，则要用厚味之品补益精血，以使阴精充足。对于阴虚火旺者与阳虚不足者，虽然都要用补法，但前者宜用甘凉清补，后者宜用辛甘温补，在选择滋补性食品时就要有所区别，不能混淆。

清补食品主要包括：山药、莲子、百合、冰糖、桑葚、藕、豆腐、蜂蜜、赤小豆、绿豆、鸭、甲鱼、蚌肉、鸭蛋、面筋、牛乳、薏米、粳米、小麦芽等。温补食品主要包括：羊肉、牛肉、狗肉、鸡、鸽、鳝鱼、海参、淡菜、荔枝、桂圆、核桃、板栗、红糖、胡萝卜、糯米等。在补益饮食的应用中，必须加以区别。

还要辨明疾病病因源于哪一脏腑，根据病症所在的脏腑，采用不同的饮食营养疗法。这种依据脏腑辨证进行配餐的饮食治疗，是以五行生克为理论基础的。

此外，历代的医药学家及劳动人民还在实践中总结了不少对一些疾病具有特殊效果的食疗方法，如葱白、豆豉驱散风寒，马齿苋治痢疾，鲤鱼、赤小豆利水等，都可以根据病情适当在临床上运用。

（4）因时因人因地更有效

"三因"即因时、因地、因人。三因制宜，就是要根据病人、地域及天时的不同而灵活运用不同的治疗方法。这不仅是中医治疗学的重要原则之一，也是食疗的重要原则之一。

不同人体的素质禀赋、体质强弱、性格类型各不相同，各人之嗜欲也不一样，即使在同一人体，于一生中各个时期，其体质及气血盛衰也有所变化。在进行食疗时，必须充分考虑到这些情况，区别对待，采取最适宜的食疗方案。不同性别、不同年龄的人，其饮食宜忌有所不同。不同形体的人，其饮食宜忌也有差异：例如体胖的人多痰湿，适宜多吃清淡化痰的食物；体瘦的人多阴虚，血亏津少，所以宜多吃滋阴生津的食物。此外，女性在妊娠、哺乳等特殊时期，也有不同的饮食宜忌。

人的生理功能随着四季气候的变化而改变，食疗也必须考虑到这一点，要根据天时变化而作出相应的改变。四时的饮食宜忌，大致可以概括为：春为万物生发之始，春天阳气发越，此时不宜食油腻辛辣之物，以免助阳外泄，应多食清淡之菜蔬、豆类及豆制品；夏季气候炎热而又多雨，暑热夹湿，脾胃受困，食欲不振，饮食应以清淡、少油为主，如绿豆汤、荷叶粥等解暑清热之物，西瓜为清暑解热之佳品，可常进食；秋季万物收敛，凉风初长，霜露乍降，早晚受凉易引起咳嗽或痰喘复发，此时可多食萝卜、杏仁、薏米粥等，以清肺、降气、化痰；冬季天寒地冻，万物封藏，此时最易感受寒邪，宜吃牛羊肉等温热性食品来御寒，但不要过量，以免助湿生疾。

我国地域广阔，各地的自然条件、人文环境都不一样，人们的饮食习惯、体质乃至所患疾病亦各有异，不同地域生产的食品可以对不同地域的人体产生不同的作用。所以，在选择食品时，必须充分考虑到其产地的不同，注意到由于产地差异对食物性味的影响等多方面的问题。

（5）讲究配伍更调和

既然食物有不同性味，各种性味又各归于不同脏腑，那么，要想保持健康，就必须讲求食物的五味调和，注意食物营养的要求和宜忌，掌握其节制宜忌的规律，这样才能达到有病治病、无病强身、防病及延年益寿的目的。

食物的宜忌和调和，内容十分丰富，也是中医食疗营养的特色之一。

食物的宜忌与正常人体的生长发育和生理活动，以及患病情况下的阴阳调和、机体修复、扶正祛邪有着十分密切的关系。人体摄入的食物五味比例应协调，才能使体内的阴阳气血及脏腑机能协调，正气正盛，身体健壮。偏嗜五味中的某一味或几味，五味会失去调和，则会由于五味有所偏胜而导致脏腑机能失调，使正气受损，引发疾病。对于病人来说，更要讲究五味调和，切忌偏嗜，否则将加重病情，变证丛生。

对于一个健康人来说，除了上述五味应该调和及不宜有所偏嗜外，还应养成适时适量饮食的习惯。饮食禁忌，指患者在生病过程及其恢复期，应当注意某些与疾病不相宜之食物禁忌。民间一般对外症疮疡忌食鱼类、海产等"发物"，否则将导致病情加重。饮食禁忌在疾病恢复期更有重要意义。人体病后邪气甫去、正气未充之时，肠胃不胜过度负担，如仍贪食厚味，饮食过饱，则肠胃复损，病邪复侵，病症可能复发，中医所谓"食复""病遗"即指此而言。还有，食物的搭配需要互相配合，将不同性味的食物适当搭配在一起食用，其食疗作用可以加强，并可产生协同作用，使其更好地发挥治疗作用。但是如果食物搭配不当，轻则使食疗作用被抵消，重则会对机体产生有害作用。

除了上述食物的相互配伍外，在食疗中还要十分注意药物与食疗的互相配合问题，即在药疗的同时还要注意选择与药疗相宜的食品。中医书中提出了不少服药时的食物禁忌，并进一步从临床上去验证，值得我们参考。应当注意食物的性味与所服药物的性味有否矛盾。如服热药时应配用热性食物，若服食寒性食物则会影响药物的疗效或引起不良反应，必须避免。服发汗解表药时，要禁忌生冷及酸性食物，因酸性食物有收敛作用，使药物的发散作用不易发挥，从而影响疗效。

❋ ７ 小儿食疗须知

（1）幼儿期的生长发育特点及饮食调理原则

1周岁到满3周岁之前为幼儿期。幼儿期也是生长发育的重要阶段，饮食上以辅食逐渐代替母乳进而转为主食。这个阶段的幼儿逐渐能独立行走，活动范围增大，运动量增加，一定要保证多种营养素及能量的合理供给。

生长发育特点

这一阶段幼儿的大脑皮质功能进一步完善，语言表达能力也逐渐丰富，模仿性增强，智力发育快，自身要求增多，见识范围迅速扩大，但缺乏自我识别能力，发生感染性疾病和传染性疾病的机会也增多，需要格外注意。

体格发育：幼儿的发育速度并不平衡，通常是年龄越小，增长越快。从总体上看，幼儿期体重、身长的增长速度是减慢的。躯干部较长，下肢相对短，从外表看，不像婴儿期那么胖，这是正常现象。1岁以后直到学龄期，小儿体重平均每年增加2公斤左右。通常3岁以前的小儿体重增长较多，3~7岁小儿的身高比体重增加得快些。

脑和神经系统的发育：大脑发育速度已经显著减慢，但并未结束，神经细胞间的联系也逐渐复杂。

消化系统发育：幼儿的口腔黏膜柔嫩，血管丰富，牙齿处在生长过程中，咀嚼功能还没有完善，消化酶活性接近成人水平。

骨骼发育：幼儿的骨骼富有弹性，容易弯曲。到1岁至1岁半时，幼儿的囟门完全闭合。脊柱的变化反映椎骨的发育，1岁会走路时，脊柱出现第三个弯曲，这一弯曲的形成有利于保持身体的平衡。幼儿时期胸骨骨骺尚未愈合，维生素D缺乏，呼吸器官疾病和坐姿不正确等都会影响胸骨的正常发育。

饮食营养

这一阶段的幼儿脾胃功能薄弱，消化功能不健全，乳牙逐渐出齐，但牙齿的咀嚼功能仍较差，身体生长发育迅速，新陈代谢旺盛，活动量增大，需要的热量和营养逐渐增多。

能量

1~3岁的幼儿仍在不断生长发育中，为了保证该年龄阶段小儿的健康成长，应保证足够的热能和营养素摄入，且各营养素之间的比例要恰当。每日每千克体重总热量需要376~418kJ，蛋白质每日每千克体重需2~3克，脂肪每日每千克体重需3.5克，糖每日每千克体重需12克。蛋白质中优质蛋白质比应占50%以上。

微量元素

幼儿必需而又容易缺乏的矿物质和微量元素主要有钙、铁、锌。

钙：我国推荐幼儿钙的每天适宜摄入量为600毫克，可以食用奶及其制品、大豆制品、牛乳粉、蛋类、虾皮、绿叶菜等富含钙的食物。

铁：幼儿期缺铁性贫血很常见，我国推荐1~3岁幼儿铁的适宜摄入量为12毫克，幼儿应补充含铁食物，如蛋黄、猪肝、猪肉、牛肉和豆类等。

锌：我国对1~3岁幼儿每天的锌推荐摄入量标准为9毫克，锌最好的食物来源是蛤贝类、动物内脏、蘑菇、坚果类、豆类、肉和蛋。

维生素

维生素A、维生素D的摄入对幼儿的生长发育也较为关键。

维生素A：1~3岁幼儿每天维生素A的推荐摄入量为500μg，可从动物性食物如肝、肾、蛋类和奶油等，以及胡萝卜、红薯、黄瓜、西红柿、菠菜、橘子、香蕉等植物性食物中获得。但要避免由于维生素A过量而引发中毒。

维生素D：幼儿是维生素D缺乏症的易感人群。维生素D的膳食来源较少，主要来源于户外阳光照射，由7-脱氢胆固醇转变为维生素D。我国幼儿每天维生素D的参考摄入量为10微克（400IU），为了防止维生素D缺乏，幼儿也可适量补充含维生素D的鱼肝油。

这时期的幼儿，食物宜细、软、烂、碎，避免吃有刺激性的食物或调料，每日要保证饮用200~400毫升的牛乳或豆浆，外加鱼、肉、蛋、豆、菜、水果等多样化的食物搭配。

饮食调理原则

营养均衡

幼儿的饮食中必须有足够的热能和各种营养素，各种营养素之间应保持平衡。蛋白质、脂肪与碳水化合物供给量的比例要分别保持为1：1.2：4，不能失调。有些幼儿很少吃蔬菜、水果，这样会引起钙、铁等矿物质和维生素缺乏。总之，幼儿的饮食应遵循数量足、质量高、品种多、营养全的原则。

烹调合理

要照顾到幼儿的进食和消化能力，选择恰当的烹调方式。首先要做到细、软、烂。面条要软烂，面食以发面为好，肉、菜要切成末、碎，鸡、鱼要去骨刺。花生、核桃要制成泥、酱，瓜果去皮、核。含粗纤维的食物及油炸食物要少吃，刺激性食品不能吃。其次是给幼儿制作的饮食要小和巧，让幼儿因好奇喜爱而刺激食欲，促进消化液的分泌，增进消化吸收功能。第三是保持食物的营养素。如米饭蒸或焖要比捞饭少损失蛋白质、维生素，蔬菜宜先洗后切、急火快炒，以免维生素大量丢失。

幼儿饮食要定时、定量

每餐间隔以4~5小时为宜，3岁以上幼儿每日可进餐三次。三餐两点，不要加餐或点心，不要随意吃糖果和零食。2岁以内可按需喂养。

早餐要热量充足，营养丰富。午餐比早餐和晚餐要丰富一些。晚餐则宜少吃高糖和肥厚的动物性食品，以免热量蓄积导致肥胖，或蛋白质过量而刺激神经系统使睡眠失常，应多吃植物性食品，特别是蔬菜、水果。每晚应饮1杯牛奶，促进睡眠。要培养幼儿多样化食物习惯，避免偏食或只吃几种食物。不要在饭前或吃饭时责备孩子。幼儿一两顿吃不饱不要紧，不要因为一顿没吃就在正餐之外给零食吃，以免孩子养成正餐不好好吃，要吃零食的坏习惯。

（2）学龄前期儿童的生长发育特点及饮食调理原则

从世界范围看，各国对儿童入学年龄的规定各有不同，一般为5~6岁，因此，学龄前儿童的年龄界限也不尽相同。目前中国儿童的入学年龄规定为6岁半，所以，0到6岁半的儿童即为学龄前儿童，也叫幼童，幼儿在此时由体格的迅速发育转到了神经、精神的快速发育。

生长发育特点

学龄前的儿童，生长发育不如婴儿阶段那么迅速，呈稳定增长。智力发育迅速，求知欲强，是逐渐形成个性和习惯的阶段。

身体发育：身高和体重的发育速度变慢，头围接近成人，但四肢增长较快。体

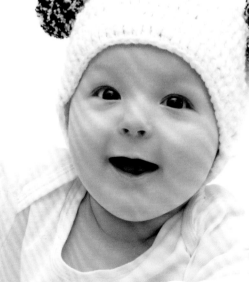

重增长落后于身高增长，使身体显得细长。乳牙开始脱落，恒牙开始萌出。学龄前儿童乳牙患龋齿率较大，龋齿不仅使儿童感到疼痛，而且影响其食欲、咀嚼和消化功能。因此，防治学龄前儿童的龋齿很重要。学龄前儿童的消化功能已发育成熟，各种消化酶发育完全，肠道吸收功能良好。

智力发育：这一时期是智力发展的关键期。学龄前儿童具有极强的模仿力，其活动形成仍以游戏为主。他们通过游戏认识客观环境，增加与他人的交往，并积累许多知识和经验。孩子开始独立，变得不太听话，心理学称之为"第一反抗期"。这对家长和幼教工作者因势利导地做好这段关键期的教育是个挑战。如果做得不好，将会影响这一时期儿童最重要的生活习惯、学习习惯的培养和建立，对孩子个性的发展也会产生影响。

饮食营养

学龄前儿童的营养不仅要能维持每日的消耗，还要满足生长的需要。营养素供给不足，会影响生长发育致生长缓慢；但若膳食供给过多，热能在体内堆积而转为脂肪，则会引起体重过重或肥胖。此外，养成良好的饮食习惯在这一时期特别重要，要引导幼儿养成不偏食、不挑食，各种各样食物都吃的良好饮食习惯。

学龄前儿童的消化功能已发育成熟，各种消化酶发育完全，肠道吸收功能良好。由于学龄前儿童一天的活动量很大，消耗能量与营养素也多，所以需要的营养也较多，但每餐的进食量不大，容易饥饿，尤其当早餐进食量少时，易发生低血糖症。总热量每日每千克体重需要376kJ，但热能的需要还要考虑年龄、性别、体重以及活动量的不同。蛋白质、脂肪、糖三者之比例宜保持在1:1.1:6。此外，维生素和矿物质的供给应充足，尤其应注意钙、铁、锌与维生素A、维生素B_1的供给。

饮食调理原则

学龄期儿童饮食种类及进食时间已基本接近成人，可以与家人同桌进餐，饭菜内容也大致相同。但4~6岁儿童的饭量仍应比少年或成人略少，而且需要继续保证优质蛋白质如蛋、乳、肉等动物性食物的供给。饮食安排要特别注意膳食平衡以及食物样式品种的多样化，粗细粮交替，荤素菜搭配，有干有稀，软硬适中。

烹调仍应注意食材新鲜，防止在烹调过程中损失过多营养素。儿童饮食口味仍以清淡为佳，避免过咸和过分油腻。油炸食物不易消化，不宜过多进食，应尽量少吃刺激性食物。要讲究色、香、味、形，以引起孩子对食物的兴趣。可让孩子主动参与食物的挑选和制作，这不仅能丰富孩子的烹调知识，使其学会力所能及的本领，也能使孩子在心理上对食物产生兴趣，从而吃得津津有味，食欲大增。切忌食物品种单调，每餐雷同，使小儿产生厌恶心理。避免养成吃太多零食、偏食、挑食等不良习惯，保证每日三餐的旺盛。

给孩子安排零食时需要注意：学龄前儿童，由于处于生长发育阶段，胃的容积有限且消耗量大，仅靠一日三餐难以满足其每日的营养需要，因此在两餐之间合理安排一些零食可以起到弥补正餐营养素摄入不足的作用。

但是，需要注意：

＊为了不影响孩子一日三餐的食量，每次给予零食的数量不宜太多。

＊孩子在吃饭之前不要喝饮料，不要养成以饮料代替水的习惯，也不宜用甜饮料给孩子解渴。

＊少食含糖量高的零食，例如巧克力、甜点和冷饮，这样的食物通常比主食更容易引起肥胖；为孩子选择新鲜水果或纯果汁、果干、坚果、牛奶等营养价值较高的食物。

＊不要受广告宣传的误导，例如有些家长误认为"钙奶"或"果奶"之类的饮料为奶制品，能给孩子增加营养，实际上这类产品的主要成分是水和糖，其营养价值远远不能和牛奶相比，孩子长期饮用这样的饮料对健康无益。

（3）学龄期儿童的生长发育特点及饮食调理原则

从上小学（6~7岁）到青春期（女孩12岁、男孩13岁左右）开始前的这段时期称为学龄期。这一时期儿童的体格继续稳步地增长，除生殖系统外，其他器官和系统包括大脑的功能已经逐渐接近成人。

生长发育特点

体格发育：学龄期儿童体格发育稳步前进。在进入青春期前，学龄期儿童的体重每年

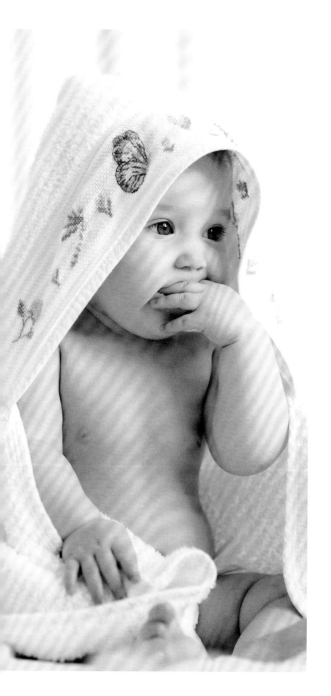

增加2千克，身高增长5~7厘米。肌肉发育较快，肌力明显增强。淋巴系统发育加快，扁桃体增殖明显。恒牙渐次替换乳牙，易出现牙齿暂时性排列不齐。脊柱胸曲在7岁以后形成并固定。除生殖系统外，各器官、系统功能逐渐发育成熟。

心理智能发育：学龄期儿童大脑的形态结构基本完成，心理智能逐渐成熟，认知能力、求知欲望和情绪行为控制能力明显增强。儿童由形象思维阶段逐步进入逻辑思维阶段，能够运用概念进行思维，能分析事物的特性、相互关系和数量概念；高级神经活动的兴奋—抑制过程趋于稳定。具有一定的意志能力、自我意识和集体意识，能够接受较系统的知识教育。社会活动日益广泛，易受环境等各种因素的影响。

疾病特点：学龄期儿童感染性疾病进一步减少，以免疫性疾病为常见，如肾炎、肾病综合征、风湿热等；各种外伤、车祸、溺水等意外也较为常见。如果学习习惯、姿势等不正确，易发生近视及脊柱侧弯、后突等异常。如果不注意饮食卫生，容易出现龋齿、肠道蛔虫症等。

饮食营养

7~12岁是小学生年龄段，在小学高年级生长发育进入加速期，智力发育非常迅速。营养供给要结合这种生长发育特点以及学习、体力活动状况等适当安排。此外，这个年龄段骨骼生长迅速，尚需供给充足的钙、磷与镁，并保证足量的铁、锌和维生素。

饮食调理原则

到了学龄期阶段，儿童的成长速度较为一致，对于食物的摄取也较为固定，但是由于儿童对食物的喜好有所不同，不是多吃就是少吃，以致发生偏食及过胖的现象，必须引起家长的高度注意。

一般而言，9岁以前对热量的摄取并无性别的差异，9岁以后，由于男女儿童的生长情况开始有所不同，相对地对热量的摄取也有所不同。

女生在9~12岁之间生长发育较为快速，而男生则是在10岁以后的活动力开始加重。这个时期的父母应注意膳食中要含有丰富的蛋白质、维生素、矿物质，以供给学龄期儿童的生理需要。

为了满足学龄期儿童各阶段的营养素需要，在饮食上应注意以下事项：

* 饮食的供应量力求平衡，营养素应依比例分配在三餐之中。

* 每天至少喝2杯牛乳（每杯约240毫升），以便于供给适量的维生素B_2、蛋白质、钙质等营养素。

* 每日要摄取适量的深色蔬菜，以获得B族维生素及铁质等营养素。

* 一定要重视早餐。现在许多学龄期儿童由于早晨要上学或有不良起床习惯，父母又忙于工作，往往不吃早餐或随便应付一下，这是对健康十分不利的，早餐一定要吃饱、吃好。

* 正餐之间可加一两次点心。点心应含有丰富营养素，避免高热量食品。可选择豆浆、水饺、面条、三明治、馄饨等食物。

根据调查，目前造成学龄儿童营养不良的原因大致包括：

* 早餐吃得不好，甚至不吃。

* 午餐吃得太差。

* 平时吃太多零食。

* 不喝牛奶或不吃东西。

* 因为害怕长胖，强迫自己不吃东西。

* 父母陪伴孩子吃饭的时间太少，小孩只好自己随便乱吃。

还有一个问题，就是学龄期儿童经常有偏食或拒食的行为，对此可采取如下方法进行调适：

* 先观察其活动量的大小，再判断其食量的多寡。

* 了解其挑食或拒食的原因。有些孩子是因为要引起家长的注意而拒食，这种情况的解决方法是准备他喜欢吃的食物，让他无法拒绝。事实上，父母没有时间照顾、关心小孩的饮食，是许多小孩偏食或拒食的原因。

（4）小儿饮食宜忌

儿童正处于生长发育时期，注意健康饮食十分重要，在平常生活中，由于不注意饮食健康，导致生病，甚至带来终生病患也是常有的事。儿童饮食中除供给足够的蛋白质、脂肪、碳水化合物、维生素等外，对有些列为禁忌的食物也应引起注意。这里将日常生活中儿童禁忌的食物列出，以供参考。

果品方面

* 不宜多吃罐头。儿童以吃新鲜水果为好，少吃或不吃罐头食品。
* 不宜多吃用糖加工过的果品。

饮料方面

* 不宜多喝冷饮。冷饮会导致腹疼，减弱消化食物的能力，引发呕吐、停食等症状。

* 忌在牛奶中加米汤。米汤、米粥这些以淀粉为主的食物里含有一种脂肪氧化酶，会破坏牛奶中含量很高的维生素A，而儿童维生素A的摄取主要依靠乳类食品，如维生素A长期不足，会导致儿童发育迟缓，体弱多病。

* 忌给儿童饮浓茶。浓茶会引起胃功能失调，妨碍肠道对物质的吸收，引起缺铁性贫血，特别是儿童肠道发育还不健全，饮浓茶更有害。

蔬菜方面

* 不宜多吃菠菜。菠菜中铁的含量虽高，但难以吸收，而且，菠菜吃太多会妨碍儿童发育所需的钙质吸收。

* 忌让儿童吃生马蹄与菱角。因为马蹄与菱角均生长于池塘、水塘或沼泽之中，极易

受姜片幼虫侵染，进入体内后寄居于肠中，引起肠黏膜炎，危害健康，尤其是儿童更容易受到感染而导致全身性发育不良。

调味品方面

* 忌多食动物油。动物油所含的脂肪酸多数是饱和脂肪酸，会在血管壁沉积，为血管硬化埋下隐患。

* 忌食过咸的食物。食盐对婴儿或儿童的危害是钠元素过多摄入。由于儿童的肾脏还没有发育成熟，无力排出血中过多的钠，因而容易使钠盐潴留。儿童食盐过多也会发生高血压，而且盐分过多的摄入还会引起体内钾质的丧失（主要从尿中排出），而钾在人体活动时对肌肉（包括心肌）的收缩、舒张有重要作用。如果钾丧失过多，会引起心肌衰弱，甚至死亡。

营养食物

* 忌过多吃鸡蛋。儿童每天所需的鸡蛋为1个，超过需要量，肠胃便难以负担，导致消化吸收功能的障碍，引起消化不良与营养不良。

* 忌食含人参的食品。人参有促进性激素分泌的作用，儿童食用会促进性早熟，严重影响儿童的正常发育，切忌随便给儿童吃含有人参的食品。

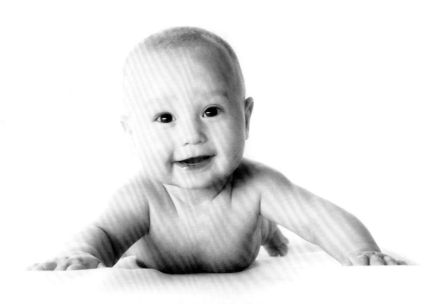

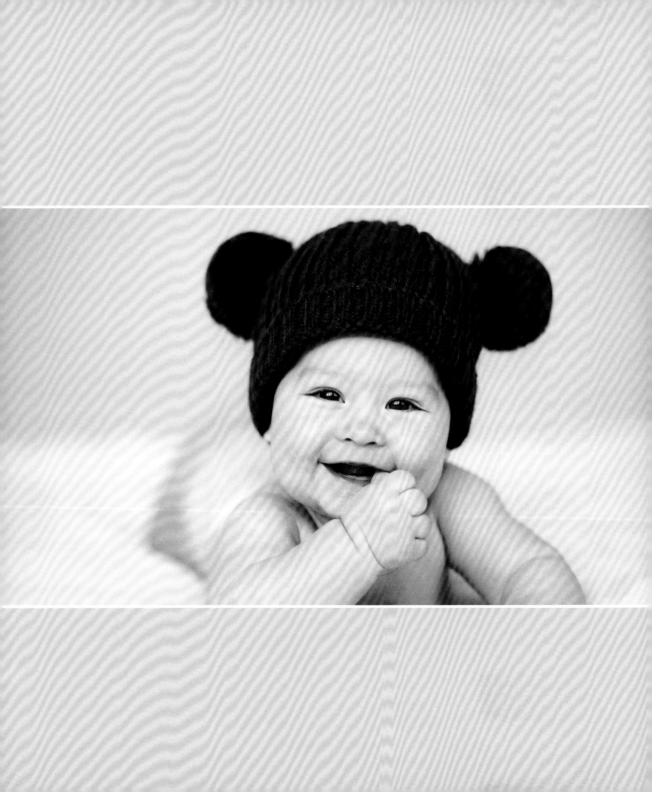

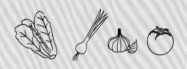

PART 02

认识常用中药材和食材，
小儿食养调脾胃

在选购中药材或平日常用食材时，
家长要谨慎留心。
并不是所有的中药材都适合儿童服用，
也不是全部的食材都适合儿童食用。
中药材必须选择药性平和、对身体无刺激的，
还要严格控制用量。
在食材的选择上，避免过热或过寒，
多吃养脾护胃的食材。
脾胃好了，孩子的体质就会大有改善，
自然就会健康少病。

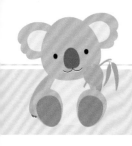

小儿食疗常用的中药材

在给小儿使用中药材时要谨慎，一般以健脾胃的药材为主，如党参、麦芽、山楂、鸡内金、山药、茨实、莲子、茯苓等。另外，中医认为小儿为"稚阴稚阳之体"，又是"纯阳之体"，平时的饮食不能太补，不宜使用温阳药物。常用的补血、补气的药材也需要辨证用药，需要注意分量。给大人煲的药材汤也给宝宝喝是一大误区。

白术

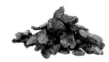

性味	性温，味甘、苦。
常用量	10～15克。
功能	健脾补气，利水消肿，益气安胎，抗诱变，延缓肾脏衰老等。
用途	常用于治疗脾虚食少、泄泻腹胀、自汗、水肿以及胎动不安等。现在常用于治疗小儿反复呼吸道感染、小儿流涎症、肝病等。

山药

性味	性平，味甘。
常用量	10～15克。
功能	健脾养胃，补益肺气，补肾涩精，抗衰老等。
用途	常用于治疗脾虚食少、久泻不止、肺虚咳喘、尿频以及虚热消渴等。现在常用于治疗小儿疳积、婴幼儿腹泻以及溃疡性口腔炎等。

黄芪

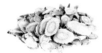

性味	性微温，味甘。
常用量	10～15克。
功能	补中益气，益卫固表，生血行滞，抗肿瘤等。
用途	常用于治疗表虚自汗、气虚乏力、食少便溏、中气下陷等。现在常用于治疗儿童反复呼吸道感染、消化性溃疡、肝炎等。

茯苓

(性味) 性平，味甘、淡。

(常用量) 10 ~ 30 克。

(功能) 健脾利水，宁心安神，还能抗肿瘤、保肝护肝、抗中毒性耳损害、抗菌、促进造血功能等。

(用途) 常用于治疗水肿尿少、痰饮眩悸、脾虚食少、便溏泄泻、心神不安以及惊悸失眠等。

土茯苓

(性味) 性平，味甘、淡。

(常用量) 10 ~ 15 克。

(功能) 祛湿解毒，利关节，还有免疫调节、抗癌等作用。

(用途) 常用于治疗脾虚湿困、关节酸痛、皮肤湿毒等。现在常用于治疗小儿湿疹、天疱疮、皮癣、顽固性偏头痛、膝关节积液等。

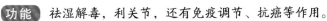

山楂

(性味) 性微温，味酸、甘。

(常用量) 5 ~ 10 克。

(功能) 消食健胃，活血散瘀，还有抗氧化、增强免疫功能、抗菌、抗癌、利尿等。

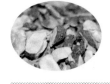

(用途) 常用于治疗肉食积滞、胃脘胀痛、泻痢腹痛、疝气疼痛以及瘀血经闭、产后瘀阻、心腹刺痛等。

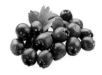

薏米

(性味) 性凉，味甘、淡。

(常用量) 5 ~ 10 克。

(功能) 健脾渗湿，清热排脓，除痹止泻，还有降压、降血钙等。

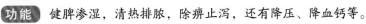

(用途) 常用于治疗水肿、脚气、小便不利、湿痹拘挛、脾虚泄泻以及肺痈、肠痈等。现在常用于治疗扁平疣、肿瘤、传染性软疣、各类型湿疹以及慢性阑尾炎等。

芡实

性味 性微温，味甘。

常用量 10 ~ 15 克。

功能 补脾胃、涩精、止带、止泻。还有抗衰老、抗坏血等作用。

用途 常用于治疗脾胃虚弱以及肾气不固、遗精尿频和带下等。现在常用于病后调治、体弱易病、夜尿频等。

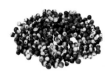

麦芽

性味 性平，味甘。

常用量 5 ~ 10 克。

功能 消食导滞（尤消面食），还有乳腺分泌的双向调节（小剂量可催乳，大于30克可回乳）、降血糖以及抗真菌等作用。

用途 常用于治疗食积不消、脘腹胀痛、呕吐泄泻、食欲不振等。现在常用于治疗小儿泄泻、消化不良、病毒性肝炎、真菌感染等。

鸡内金

性味 性平，味甘。

常用量 3 ~ 10 克。

功能 消食积，止遗尿，化结石，还有促进胃排空及胃液分泌等作用。

用途 常用于治疗消化不良引起之反胃吐酸、脾虚疳证、遗尿、结石等。现在常用于治疗各类结石病、小儿佝偻病等。

川贝母

性味 性微寒，味苦、甘。

常用量 2 ~ 5 克。

功能 清热润肺、化痰止咳、泄热开郁等，还有胃肠道解痉、抗溃疡以及升高血糖等作用。

用途 常用于治疗肺热燥咳、阴虚劳嗽以及咯痰带血等。现在常用于治疗呼吸系统疾病、百日咳、小儿慢性咳嗽、消化性溃疡等。

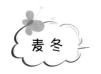

麦冬

性味 性微寒，味甘、微苦。

常用量 10～15克。

功能 滋阴益精，养阴益气，清心除烦，还有调节血糖、清除氧自由基、促进胃肠道运动以及促进泪腺、唾液腺分泌等作用。

用途 常用于治疗肺燥干咳、虚劳咳嗽、津伤口渴、肠燥便秘等。现在常用于治疗呼吸系统疾病、干燥综合征、慢性咽炎、冠心病等。

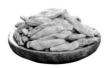

玉竹

性味 性微寒，味甘。

常用量 10～15克。

功能 滋阴润肺，生津养胃，还有保护心肌、降血压、降血脂、抗衰老、增强免疫功能等作用。

用途 常用于治疗阴虚感冒、燥咳、阴虚肤燥、热病后伤阴以及小儿厌食等。现代常用治皮肤干燥综合征、糖尿病等。

百合

性味 性微凉，味甘。

常用量 5～10克。

功能 养阴，润肺，止咳，清心安神等。

用途 常用于治疗肺阴虚的燥热咳嗽、劳嗽久咳及热病余热未清之虚烦惊悸、失眠多梦等。

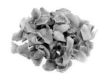

白果

性味 性平，味甘、微苦、涩，有小毒。

常用量 10克以内。

功能 润肺益脾，止咳平喘、缩小便、止泻以及止带浊等。

用途 常用于治疗肺虚喘咳、哮喘，以及肾气不固之遗尿、尿频、脾肾两虚之腹泻等。

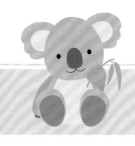

🌾 小儿食疗常用的五谷杂粮 🌿

儿童生长发育快且活泼好动，能量消耗大，各种营养素需求量也较高，热能及蛋白质的需求甚至超过从事轻体力劳动的成年女性。在儿童的日常饮食中，可以适当添加五谷杂粮，遵循粗细搭配、食物多样的原则，从而达到膳食的合理平衡，有益于儿童的生长发育。

粳米

性味 性平，味甘。

功能 补中益气，健脾和胃，除烦渴，止泻痢，壮筋骨。

营养成分 含淀粉、蛋白质、脂肪，多种有机酸、无机盐以及少量的 B 族维生素等。

用途 常用于治疗婴儿吐乳、脾虚烦闷、消渴、小便不畅、尿频等。

糯米

性味 性温，味甘。

功能 补中益气，健脾暖胃，养肺止汗。

营养成分 含蛋白质、脂肪、糖类、磷铁钙、维生素 B_1、维生素 B_2、淀粉等。

用途 常用于治疗虚劳脱力、胃脘痛、腰痛、消渴、自汗、泄泻等。

高粱

性味 性温，味甘、涩。

功能 益气温中，健脾和胃，渗湿止痢，涩肠。

营养成分 含葡萄糖、粗纤维、蛋白质、脂肪、磷、铁、钙、烟酸、维生素 B_1、维生素 B_2 等。

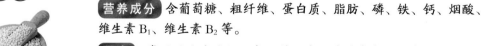

用途 常用于治疗消化不良、鹅口疮、脾胃虚寒、腹痛腹泻、湿热吐泻等。

荞麦

性味　性凉，味甘。

功能　开胃宽肠，下气消积，清热解毒，除湿祛风。

营养成分　含蛋白质、脂肪，对人体有益的油酸、芸香苷等。

用途　常用于治疗肠胃积滞、腹痛泄泻、绞肠痧、噤口痢、赤游丹、痈疽发背、火烫伤、瘰疬、自汗、鸡眼、高血压、偏头痛、紫癜等。

大麦

性味　性凉，味甘、咸。

功能　益气健脾，和胃调中，消渴除热，宽肠利水。

营养成分　含脂肪、蛋白质、碳水化合物、钙、磷、铁、B族维生素等，还有少量的淀粉酶、水解酶、蛋白质分解酶、尿囊素等。

用途　常用于治疗小儿积滞、疳积、腹泻、脘腹胀满、小便淋痛、烫伤、浮肿、顽固性溃疡、慢性骨髓炎、急性咽喉炎等。

小麦

性味　性凉，味甘。

功能　养心安神，解渴止汗，滋阴清热，益肾补虚。

营养成分　含较多的淀粉、粗纤维、蛋白质、脂肪酸，还含少量的B族维生素、维生素E、谷甾醇、卵磷脂等。

用途　常用于治疗胃痛、腹泻、小儿口腔炎、失眠、多汗、浮肿、烫伤、外伤出血等。

燕麦

性味　性平，味甘。

功能　补益脾胃，敛汗止血，滑肠催产。

营养成分　含淀粉、蛋白质、脂肪、维生素等，其脂肪、蛋白质含量为大米的20倍。

用途　常用于治疗自汗、盗汗、纳差、便秘、出血等。

番薯

性味 性平，味甘。

功能 补中和血，益气生津，宽肠通便，解毒利尿，健胃通乳，消痈肿。

营养成分 含糖类、蛋白质、钙、磷、淀粉、纤维素以及多种维生素，其中维生素 A、维生素 C 的含量超过胡萝卜素及某些水果。

用途 常用于治疗大便秘结、压食、生疮等。

土豆

性味 性平，味甘。

功能 和胃调中，健脾益气，消炎解毒，祛湿止痛，健身补肾。

营养成分 含糖类、粗纤维、蛋白质、脂肪、磷、铁、钙、胡萝卜素以及维生素 C 等。

用途 常用于治疗胃及十二指肠溃疡、腮腺炎、皮肤湿疹、水火烫伤、习惯性便秘、寻常疣及疮疖红肿等。

芝麻

性味 性平，味甘。

功能 补肝肾，益精血，润肠燥。

营养成分 含大量脂肪、、芝麻素、芝麻酚、叶酸、维生素 E、果糖、蛋白质、有机酸、葡萄糖等，含大量的钙。

用途 可用于治疗肝肾虚损、精血不足、须发早白、眩晕耳鸣、腰膝酸软、四肢无力、产后眩晕、乳汁不足、血虚津亏、肠燥便秘等。

黄豆

性味 性平，味甘。

功能 健脾宽中，润燥消水，解毒排脓，祛湿利尿，利肠催乳。

营养成分 含大量蛋白质、不饱和脂肪酸、亚油酸、卵磷脂、钙、磷、铁、多种维生素、叶酸、烟酸、生物素以及大豆黄酮甙等。

用途 常用于治疗疳积泻痢、腹胀消瘦、疮痈肿毒、单纯性消化不良、骨质疏松、贫血、面色萎黄以及高血压、高脂血症等。

赤小豆

性味 性微凉，味甘、微酸。

功能 利水除湿，和血排脓，解毒消肿，宽肠理气，调经通乳。

营养成分 含蛋白质、脂肪、碳水化合物、粗纤维、钙、磷、铁、B族维生素、烟酸等。

用途 常用于治疗水肿、脚气、疮肿恶血不尽、肠痈腹痛、泻痢、痔疮出血以及妇女经闭或经水淋漓不尽等。

绿豆

性味 性微寒，味甘。

功能 清热解毒，消暑利水，止渴除烦，明目降压，祛脂保肝。

营养成分 含丰富的蛋白质，主要为球蛋白、卵磷脂，还有少量的钙、磷、铁、烟酸、胡萝卜素及核黄素等。

用途 常用于治疗暑热烦渴、肾炎水肿、丹毒、疮疡肿毒、外感发热、痱子、胃肠炎、高血压以及诸毒中毒等。

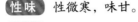

黑豆

性味 性平，味甘。

功能 活血解毒，清热解毒，祛风利水，滋阴补肾，健脾止汗。

营养成分 含丰富蛋白质，还有脂肪、糖类、胡萝卜素、多种微量元素、维生素A、维生素B_1以及生物碱等。

用途 常用于治疗水肿胀满、风毒脚气、黄疸浮肿、风痹痉挛、口噤、遗尿盗汗、婴儿湿疹、消渴腰痛以及耳鸣耳聋等。

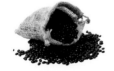

刀豆

性味 性温，味甘。

功能 温中下气，益肾补元，健脾利肠，降气止呃，散寒止呕。

营养成分 含尿素酶、血球凝集素、刀豆氨酸、蛋白质、脂肪及淀粉等。

用途 常用于治疗虚寒呕吐、虚寒呃逆、百日咳、痰喘、小儿疝气、肾虚腰痛、腹胀腹泻、鼻炎、消化性溃疡及头风头痛等。

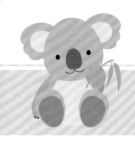

小儿食疗常用的蔬菜

很多小朋友都讨厌吃蔬菜，其实，人体所需要的维生素和矿物质，大部分都可以从蔬菜中获得。因此，家长要帮助小朋友改掉不吃蔬菜的习惯。接下来让我们来看看小儿食疗中常用的蔬菜有哪些吧！

韭菜

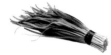

性味 性温，味辛、甘。

功能 温中开胃，补肾助阳，降逆散瘀。

营养成分 含胡萝卜素、维生素、纤维素、钙、铁、磷和挥发油等。

用途 常用于治疗胃寒泛酸、打嗝，肾阳不足所致之腰膝酸软、遗尿以及胸痹痛内有血瘀者等。

葱

性味 性温，味辛。

功能 发表，通阳，解毒。

营养成分 含挥发油、草酸钙、维生素、烟酸、钙、镁、铁等。

用途 用于治疗感冒风寒、恶寒发热、无汗、头痛，阴寒内盛的腹痛、二便不通、虫积内阻，痢疾等。

南瓜

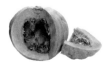

性味 性温，味甘。

功能 补中益气，化痰排脓，驱蛔虫。

营养成分 含瓜氨酸、精氨酸、腺嘌呤、胡萝卜素、B 族维生素、维生素 C、淀粉、葡萄糖、蔗糖、戊聚糖、甘露醇、钙、铁等。

用途 用于治疗脾虚气弱或营养不良，肺痈咯脓痰，蛔虫病等。

芫荽

性味 性温，味辛。

功能 健胃理气，发汗透疹。

营养成分 含维生素C、钾、钙、挥发油、苹果酸钾、甘露醇、黄酮类等。

用途 用于治疗脾胃不和、食欲不振、感冒风寒、发热无汗、麻疹透发不畅等。

香菇

性味 性平，味甘。

功能 补脾益气。

营养成分 含氨基酸、粗纤维、维生素 B_1、维生素 B_2、维生素C、烟酸、钙、磷、铁等。

用途 用于治疗脾胃虚弱、食欲减退、少气乏力。现在还用于治疗佝偻病、高脂血症、肿瘤等。

茼蒿

性味 性平，味辛、甘。

功能 化痰止咳，清利头目，和中健胃，利小便。

营养成分 含挥发油、胆碱、多种氨基酸、丰富的胡萝卜素等。

用途 用于治疗痰热咳嗽、肝热头昏目眩、脾胃不和，饮食减少、膀胱有热、小便不利等。

莲藕

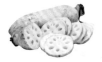

性味 性凉，味甘。

功能 清热生津，凉血止血。熟用微温，能补益脾胃，止泻益血。

营养成分 含淀粉、蛋白质、天门冬素、维生素C和焦性儿茶酚、新绿原酸等酚类化合物。

用途 常用于治疗热病心烦、口渴、喜饮，胃阴不足，衄血、吐血、便血，脾胃虚弱，消化不良，少食腹泻，痢疾便血，不欲饮食，血虚或失血。

黑木耳

性味 性平，味甘。

功能 凉血止血，润肺益胃，利肠道。

营养成分 含糖、蛋白质、粗纤维、磷、钙、胡萝卜素、维生素 B_1、维生素 B_2、麦角甾醇、卵磷脂等。

用途 用于治疗吐血、尿血、血痢、痔疮出血、崩漏、肺燥咳嗽、胃阴不足、咽干口燥等。

银耳

性味 性平，味甘。

功能 滋阴润肺，益胃生津，止血，利肠道。

营养成分 含蛋白质、粗纤维、钙、硫、磷、铁、镁、钾、钠、B族维生素等。

用途 用于治疗肺热咳嗽或肺燥咳嗽，痰黏、无痰或痰中带血，胃阴不足，咽干口燥，大便秘结，咯血，吐血，便血等。

芹菜

性味 性平，味辛、甘。

功能 清热平肝，利小便，止血，健胃。

营养成分 含芹菜素、挥发油、香柠檬内酯、绿原酸、咖啡酸、芦丁、胡萝卜素、维生素C、钙、磷、铁等。

用途 用于治疗肝经有热、肝阳上亢、烦热不安、眩晕，热淋、尿浊、小便不利或尿血，胃热呕逆、饮食减少等。

胡萝卜

性味 性平，味甘。

功能 补脾消食，利肠道，补肝明目，清热解毒，下气止咳。

营养成分 含丰富的蔗糖、胡萝卜素、维生素 B_1、维生素 B_2、叶酸、多种氨基酸（以赖氨酸含量较多）及硼、钙、磷、铜、铁等。

用途 用于治疗消化不良、食积胀满或大便热结，肝虚目暗、夜盲或小儿疳积目昏，小儿麻疹发热，百日咳等。

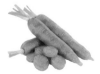

西红柿

性味 性平，味甘、酸。

功能 清热止渴，养阴，凉血。

营养成分 含糖类、苹果酸、柠檬酸、胡萝卜素、维生素 B_1、维生素 B_2、维生素 C、烟酸、钙、磷、锌、铁等。

用途 用于治疗热病烦渴、或胃热口渴、舌干，肝阴不足、目昏眼干或夜盲，阴虚血热、鼻衄、牙龈出血，高血压等。

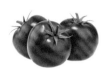

白菜

性味 性微寒，味甘。

功能 益胃生津，清热除烦，利小便，利肠道。

营养成分 含维生素 B_1、维生素 B_2、维生素 C、烟酸、胡萝卜素、钙、磷、铁、蛋白质、粗纤维等。

用途 常用于治疗烦热口渴，小便或大便不利，感冒发热或痰热咳嗽等。

菠菜

性味 性凉，味甘。

功能 润燥滑肠，清热除烦，生津止渴，养肝明目。

营养成分 含叶绿素、草酸、胡萝卜素、维生素 B_1、维生素 B_2、维生素 C、叶酸、钙、磷等。

用途 用于治疗虚火、大便涩滞不畅、肠燥便秘，胃热烦渴、消渴多饮，肝经有热、头晕烦热、眼目昏花或夜盲症等。

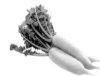

白萝卜

性味 性凉，味辛、甘。

功能 清热生津，凉血止血，利小便。熟食益脾和胃，消食下气。

营养成分 含葡萄糖、蔗糖、果糖、腺嘌呤、精氨酸、胆碱、淀粉酶、钙、磷、锰、硼等。

用途 用于治疗消渴口干，鼻衄、咯血，痰热咳嗽、咽喉痛、失音，痢疾或腹泻、腹痛作胀，脾胃不和、饮食不消、反胃呕吐等。

性味 性寒，味甘、淡。

功能 清热化痰，除烦止渴，利尿消肿。

营养成分 含糖类、粗纤维、胡萝卜素、维生素 B_1、维生素 B_2、维生素 C、烟酸等。

用途 用于治疗痰热喘咳，热病烦渴或消渴，水肿、小便不利等。现代又用于治疗肥胖病。

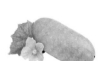

性味 性微寒，味微甘。

功能 清热止渴，利水消肿，清火解毒。

营养成分 含糖类、苷类、咖啡酸、绿原酸、多种氨基酸、维生素 B_2、维生素 C、挥发油、葫芦素 A 等。

用途 用于治疗热病烦热、口渴，水肿，小便不利，湿热泻痢等。

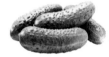

性味 性凉，味甘。

功能 清热，化痰，凉血，解毒。

营养成分 含皂苷、丝瓜苦味质、瓜氨酸、木聚糖、维生素 C 等。

用途 用于治疗温热病、发热烦渴，痰热咳嗽、痰黄稠、咽喉肿痛、痔疮出血等。

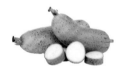

性味 性寒，味苦。

功能 清热解暑，明目，解毒。

营养成分 含苦瓜苷、5-羟色胺、谷氨酸、丙氨酸、脯氨酸、a-氨基丁酸、瓜氨酸、半乳糖醛酸、果胶等。

用途 用于治疗热病或暑热烦渴，肝热目赤或疼痛，痢疾等。

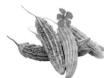

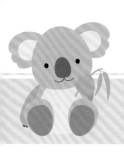

小儿食疗常用的水果、干果

　　水果酸酸甜甜，干果香甜可口，小孩子自然是很喜欢吃。但是作为家长的你，是否知道这些水果、干果有什么功能，包含哪些营养成分，孩子吃了又有什么作用呢？接下来就让我们来了解一下吧！

性味　性平，味甘、微酸。

功能　生津止渴，助消化。

营养成分　含氨基酸、果糖、蛋白质、有机酸、葡萄糖等，还含一种可以分解蛋白质的酵素。

用途　可用于治积滞所致之腹泻、消化不良，胃阴不足之口干烦渴等。

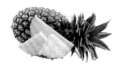

性味　性平，味甘、微酸。

功能　收敛生津，安蛔驱虫。

营养成分　含柠檬酸、苹果酸、琥珀酸、碳水化合物、维生素C、铁、钙、磷等，还含较高量的钾和较低量的纳。

用途　可用于治疗久咳、虚热烦渴、久泻、尿血、蛔厥腹痛、呕吐等。

性味　性平，味甘、微酸。

功能　补肝肾，益气血，生津液，利小便。

营养成分　含葡萄糖、多种氨基酸、果糖、蛋白质、胡萝卜素、多种维生素、烟酸、钙、铁、磷等。

用途　可用于治疗胃阴不足之咽干口渴，水湿内困之小便不利等。

橄榄

性味 性平，味甘、酸、涩。

功能 清肺，利咽，生津，解毒。

营养成分 含碳水化合物、多量维生素C、蛋白质、脂肪、糖类、钙、钾、磷、铁等成分，还含挥发油。

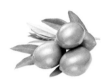

用途 可用于治疗咽喉肿痛、烦渴、咳嗽吐血、菌痢、癫痫，解河豚毒及酒毒等。

榛子

性味 性平，味甘。

功能 补脾益气、润肠止泻。

营养成分 含脂肪、蛋白质、淀粉、糖类、多种维生素、脂肪酶等。

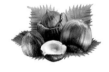

用途 可用于治疗脾胃虚弱、少食乏力、便溏腹泻等。

莲子

性味 性平，味甘、涩。

功能 补脾益胃、涩肠固肠，养心安神。

营养成分 含大量淀粉，并含棉籽糖、蛋白质、脂肪、天门冬素、钙、铁等。

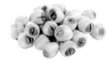

用途 用于治疗脾胃虚弱、食欲减退，以及泻痢不能食、脾虚腹泻等。

金橘

性味 性温，味辛、甘、酸。

功能 行气解郁，生津消食，化痰利咽。

营养成分 含金柑苷及丰富的维生素C等。

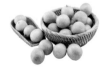

用途 可用于治疗脘腹胀满、咳嗽痰多、烦渴、咽喉肿痛、胸闷郁结、不思饮食等。

山楂

性味 性温，味酸、甘。

功能 健胃消食，活血化瘀。

营养成分 含酒石酸、枸橼酸、山楂酸、齐墩果酸、黄酮类、胡萝卜素、维生素C、烟酸、糖类、蛋白质、脂肪、解脂酶、钙、铁等。

用途 用于治疗肉食或乳食积滞，胀满腹痛或腹泻，疝气偏坠胀痛等。

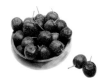

龙眼

性味 性温，味甘。

功能 补脾益胃，养血安神。

营养成分 含葡萄糖、蔗糖、蛋白质、脂肪、维生素C、磷、钙、铁、酒石酸、腺嘌呤、胆碱等。

用途 用于治疗脾胃虚弱、食欲不振、气血不足、体虚乏力、心脾血虚、失眠健忘、惊悸不安等。

樱桃

性味 性温，味甘、酸。

功能 益脾养胃，滋养肝肾，涩精，止泻。

营养成分 含糖、枸橼酸、酒石酸、胡萝卜素、维生素C、铁、钙、磷等。

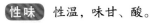

用途 用于治疗脾胃虚弱、少食腹泻、脾胃阴伤、口舌干燥、肝肾不足、腰膝酸软、四肢乏力、血虚、头晕心悸、面色不华等。

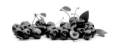

大枣

性味 性温，味甘。

功能 补脾益气，养血安神。

营养成分 含糖类、蛋白质、脂肪、有机酸、胡萝卜素、维生素C、钙、磷、铁等。

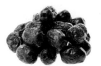

用途 用于治疗脾胃虚弱、中气不足、体倦无力、食少便溏、血虚萎黄及消瘦、精神不安等。

芒果

性味 性温，味甘、微酸。

功能 益胃生津，止渴，止呕。

营养成分 含蔗糖、葡萄糖、果糖、蛋白质、胡萝卜素、维生素 B_1、维生素 B_2、维生素 C、叶酸、阿波醇酸、酒石酸、柠檬酸、没食子酸、没食子鞣质、槲皮素、钙、铁等。

用途 用于治疗胃阴不足、口渴咽干、胃气虚弱、眩晕呕逆等。

板栗

性味 性温，味甘、咸。

功能 补肾强腰，益脾胃，止泻。

营养成分 含蛋白质、脂肪、淀粉、糖类、脂肪酶等。

用途 用于治疗肾气虚亏、腰脚无力、便溏腹泻、久泻不止、便血、脾胃虚弱或脾肾阳虚等。

松子

性味 性温，味甘。

功能 补虚益血，润肺滑肠。

营养成分 含大量脂肪(油酸、亚油酸酯)、棕榈碱、蛋白质、挥发油等。

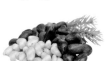

用途 用于治疗血虚阴亏、虚羸少气，肺燥咳嗽、干咳痰少，肠燥便秘等。

花生

性味 性温，味甘。

功能 补脾益气，润肺化痰，催乳，滑肠，止血。

营养成分 来仁含丰富的脂肪、蛋白质、氨基酸、卵磷脂、嘌呤、胆碱、胡萝卜素、泛酸、钙、磷、铁等；种皮含脂质、固醇、鞣质等。

用途 用于治疗脾虚少食、消瘦乏力及小儿营养不良，久咳肺虚或肺痨咳嗽等。

苹果

性味 性平，味甘、微酸。

功能 生津止渴，清热除烦，助消化，益脾止泻。

营养成分 含蔗糖、还原糖、苹果酸、柠檬酸、酒石酸、奎宁酸、醇类、果胶、维生素C、钾、钠等。

用途 用于治疗烦热口渴、饮酒过度、消化不良、脾阴不足、少食腹泻等。

梨

性味 性凉，味甘、微酸。

功能 清热生津，润燥化痰，解酒毒。

营养成分 含苹果酸、柠檬酸等有机酸及葡萄糖、蔗糖、果糖、烟酸等。

用途 用于治疗热病津伤、心烦口渴、消渴口干、噎膈反胃、大便干结，肺热或痰热咳嗽，饮酒过多等。

橘子

性味 性平，味甘、酸。

功能 生津止渴，助消化，和胃，润肺。

营养成分 含橙皮苷、柠檬酸、苹果酸、葡萄糖、果糖、蔗糖、维生素B$_1$、维生素C和胡萝卜素等。

用途 用于治疗胃阴不足、口中干渴、消化不良、呕逆少食和咳嗽等。

橙子

性味 性凉，味甘、酸。

功能 生津止渴，助消化，和胃。

营养成分 含柠檬酸、苹果酸、琥珀酸、糖类、果胶、维生素C等。

用途 用于治疗胃阴不足、口渴心烦、饮酒过度、消化不良、胃气不和、恶心呕逆等。

草莓

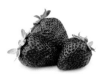

性味 性凉，味甘、酸。

功能 润肺生津，健脾和胃，补血益气，凉血解毒。

营养成分 含果糖、蔗糖、葡萄糖、氨基酸、柠檬酸、苹果酸、胡萝卜素、各种维生素及钙、磷、钾等。

用途 用于治疗干咳、烦渴、咽喉灼痛、小便短涩、久病体虚、营养不良以及多种皮肤疮疖等。

枇杷

性味 性平，味甘、微酸。

功能 润肺止咳，生津止渴，和胃降逆。

营养成分 含糖、果胶、胡萝卜素、维生素 B_1、维生素 C、酒石酸、苹果酸、柠檬酸等。

用途 用于治疗阴虚肺燥、咳嗽、咯血，胃阴不足、咽干口渴、气失和降、干呕不欲食等。

香蕉

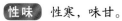

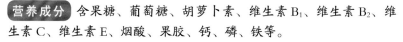

性味 性寒，味甘。

功能 养阴润燥，生津止渴。

营养成分 含果糖、葡萄糖、胡萝卜素、维生素 B_1、维生素 B_2、维生素 C、维生素 E、烟酸、果胶、钙、磷、铁等。

用途 用于治疗胃阴不足、咽干口渴、热伤津液、烦渴喜饮、肠燥便秘、痔疮便血等。

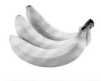

猕猴桃

性味 性寒，味甘、酸。

功能 清热止渴，和胃降逆，利尿通淋。

营养成分 含糖类、蛋白质、脂肪、有机酸、维生素 B_1、丰富的维生素 C、磷、钙、铁、钾、镁和猕猴桃碱等。

用途 用于治疗热病烦渴、胃热口渴、热壅反胃呕逆、食欲减退、热湿小便不利、石淋等。

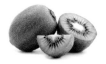

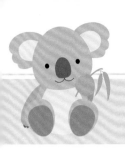

小儿食疗常用的肉禽类

不只我们大人，现在许多小朋友也被贴上了"无肉不欢"的标签，简单地说，就是不吃蔬菜，只爱吃肉。不过话说回来，肉还是要吃的，因为肉类给我们补充蛋白质，让我们的身体变得更强壮。但是，应注意吃肉要适量。

鸡肉

性味 性温，味甘。

功能 温中健脾，益气养血，补肾填精。

营养成分 含蛋白质、多种微量元素及维生素及烟酸及少量脂肪等。

用途 常用于病后调补，治疗脾胃虚弱、气血不足等。但实证、热证、邪毒未清者不宜用。

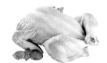

羊肉

性味 性温，味甘。

功能 补血益气，温中暖肾。

营养成分 含丰富的蛋白质、脂肪、磷、钙、铁、维生素 B_1、维生素 B_2、烟酸、胆固醇等。

用途 用于治疗气血不足、虚劳羸瘦，脾胃虚冷、腹痛、少食及欲呕等。

猪肚

性味 性温，味甘。

功能 补益脾胃，助消化。

营养成分 含蛋白质、脂肪等。

用途 用于治疗小儿脾胃虚弱、饮食不化、食欲减退等。

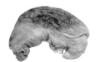

牛肉

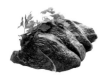

性味 性温，味甘。

功能 补脾胃，益气血，强筋骨。

营养成分 含蛋白质、脂肪、维生素、磷、钙、铁、胆固醇、多种氨基酸等。

用途 用于治疗虚损羸瘦、脾虚少食、水肿、筋骨不健、腰膝酸软等。

鸡蛋

性味 性平，味甘。

功能 补阴益血，除烦安神，补脾和胃。

营养成分 含蛋白质、多种氨基酸、脂肪、铁、钙、多种维生素、烟酸等。

用途 用于治疗血虚、眩晕、夜盲、病后体虚、营养不良、阴血不足、失眠烦躁、心悸、肺胃阴伤、失音咽痛、呕逆等。

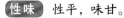

乌骨鸡肉

性味 性温，味甘。

功能 补肝肾，清虚热，益脾补中。

营养成分 含丰富的蛋白质、多种氨基酸、多种维生素、烟酸、多种微量元素、少量脂肪等。

用途 用于治疗肝肾阴虚、骨蒸潮热、盗汗、口渴、脾胃虚弱、中气不足、腹泻、久痢、饮食减少等。

鸽肉

性味 性温，味甘、咸。

功能 补肝肾，益气血。

营养成分 含蛋白质、脂肪等。

用途 用于治疗久病体虚、肝肾不足、气血虚亏、消渴喜饮等。

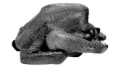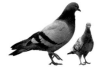

鹌鹑肉

性味　性温，味甘。

功能　补脾益气，健筋骨，利水除湿。

营养成分　含大量蛋白质和少量脂肪。

用途　用于治疗脾胃虚弱、体倦、少食或腹泻、小儿疳疾、营养不良、脾虚水肿、肝肾不足、筋骨不健、腰膝酸软等。

鹅肉

性味　性温，味甘。

功能　补虚益气，益胃止渴。

营养成分　含蛋白质、脂肪、钙、磷、铁、铜、锰和多种维生素等。

用途　用于治疗身体虚弱、营养不良、脾虚气弱、口渴少津等。

猪肉

性味　性平，味甘。

功能　滋阴，润燥，补血。

营养成分　肥肉主要含脂肪，少量蛋白质、磷、钙、铁等；瘦肉主要含蛋白质、脂肪、维生素 B_1、维生素 B_2、磷、钙、铁等。

用途　用于治疗温热病后，热退津伤，口渴喜饮，肺燥咳嗽，干咳痰少，咽喉干痛，肠道干燥，大便秘结，气血虚亏，羸瘦体弱。

猪肝

性味　性平，味甘。

功能　补肝养血，明目。

营养成分　含丰富的蛋白质、维生素 A、B 族维生素、钙、磷、铁、锌等。

用途　用于治疗贫血萎黄、肝血不足、目昏眼干、夜盲等。

猪腰

性味 性平，味甘、咸。

功能 补肾气，利水，作用缓和。

营养成分 含蛋白质、脂肪、碳水化合物、维生素、钙、磷、铁等。

用途 用于治疗肾虚腰痛、肾虚久泻等。

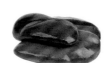

猪肺

性味 性平，味甘。

功能 益脾胃，助消化。

营养成分 含蛋白质、脂肪、钙、磷、铁、烟酸、维生素 B_1、维生素 B_2 等。

用途 多用于治疗小儿脾胃虚弱、饮食不化、食欲减退等。

鸭肉

性味 性凉，味甘、咸。

功能 补阴益血，清虚热，利水。

营养成分 含蛋白质、脂肪、钙、磷、铁、烟酸等。

用途 常用于治疗虚劳骨蒸发热、咳嗽痰少、咽喉干燥、血虚或阴虚阳亢、头晕头痛、水肿、小便不利等。

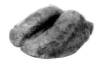

鸭蛋

性味 性凉，味甘。

功能 补阴，清热。

营养成分 含蛋白质、脂肪、维生素 B_2、铁和钙等。

用途 用于治疗阴虚肺燥、咳嗽、痰少、咽干、肺胃津伤、口渴、大便干结等。

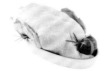

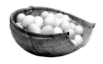

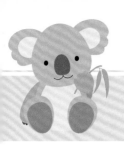

小儿食疗常用的水产类

除了畜禽肉类外，多吃水产类其实更有利于健康。鱼肉富含蛋白质，易被人体吸收，而孩子处于发育阶段，机体对蛋白质的需求较多，通过多吃鱼来补充蛋白质最适合不过了。另外，许多其他水产对身体也有很大益处，让我们来详细了解一下吧！

性味 性温，味甘。

功能 补气益血，强筋骨，除风湿，止血。

营养成分 含蛋白质、脂肪、钙、磷、铁、维生素A、烟酸等。

用途 用于治疗气血不足，虚赢瘦弱、出血而气虚血亏、风寒湿痹、肢体酸痛、腰脚无力等。

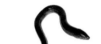

性味 性温，味甘。

功能 补脾暖胃。重在补虚，扶正祛邪。

营养成分 含维生素 B_1、维生素 B_2、烟酸、不饱和脂肪酸、钙、磷、铁、锌、硒等。

用途 常用于治疗虚劳、风虚头痛、肝阳上亢、高血压、头痛、久疟等。

性味 性温，味甘。

功能 补脾开胃，利水除湿。

营养成分 含蛋白质、脂肪、维生素、烟酸、钙、磷、铁等。

用途 用于治疗脾胃虚弱、少食乏力、呕吐、腹泻、脾虚水肿、小便不利、气血虚弱、便血、痔疮出血等。

带鱼

性味 性温，味甘。

功能 补脾益气，益血补虚。

营养成分 含蛋白质、脂肪、维生素 B_1、维生素 B_2、烟酸、钙、磷、铁、碘等。

用途 用于治疗营养不良、毛发枯黄、产后乳汁减少、病毒性肝炎、食欲不振、恶心、体倦等。

虾

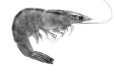

性味 性温，味甘、咸。

功能 补钙，强身健体。

营养成分 含蛋白质、脂肪、维生素 A、维生素 B_1、维生素 B_2、烟酸、钙、磷、铁等。

用途 用于治疗缺钙和气血虚弱等。

鲤鱼

性味 性平，味甘。

功能 补脾健胃，通乳汁，利水消肿。

营养成分 含蛋白质、脂肪、多种氨基酸、烟酸、维生素及钙、磷、铁等。

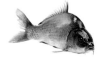

用途 用于治疗脾胃虚弱、饮食减少、食欲不振、脾虚水肿、小便不利、脚气、黄疸、气血不足、乳汁减少等。

桂花鱼

性味 性平，味甘。

功能 健脾益气，开胃消食。

营养成分 含蛋白质、脂肪、维生素 B_1、维生素 B_2、烟酸、钙、磷、铁、碘等。

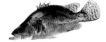

用途 用于治疗脾胃虚弱、少食腹泻、营养不良、脾虚水肿等。

鲈鱼

性味 性平，味甘。

功能 益脾胃，补肝肾。

营养成分 含蛋白质、脂肪、钙、磷、铁、铜、维生素 A、维生素 B_1、维生素 B_2 和烟酸等。

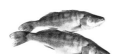

用途 用于治疗脾胃虚弱、食少体倦、气血不足、伤口久不愈合、脾虚水肿、肝肾不足、筋骨不健、胎动不安等。

银鱼

性味 性平，味甘。

功能 益脾胃，补气润肺。

营养成分 含蛋白质、脂肪、钙、磷、铁，维生素 B_1、维生素 B_2、烟酸等。

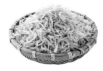

用途 用于治疗脾胃虚弱、消化不良、小儿疳积、营养不良、虚劳咳嗽、干咳无痰等。

白鳝

性味 性平，味甘。

功能 补虚益血，祛风湿。

营养成分 含蛋白质、脂肪、钙、磷、铁、维生素 A、维生素 B_1、维生素 B_2、维生素 C、烟酸、多糖等。

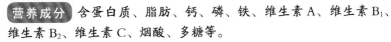

用途 用于治疗虚损劳瘵、骨蒸发热、消瘦体倦、小儿疳积、风湿痹痛、脚气肿痛等。

泥鳅

性味 性平，味甘。

功能 补脾益气，除湿，兴阳。

营养成分 含蛋白质、脂肪、钙、磷、铁、维生素 A、维生素 B_1、维生素 B_2 和烟酸等。

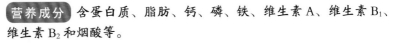

用途 用于治疗脾虚瘦弱、黄疸、小便不利、肾气不足、阳痿、痔疮、疥癣瘙痒等。

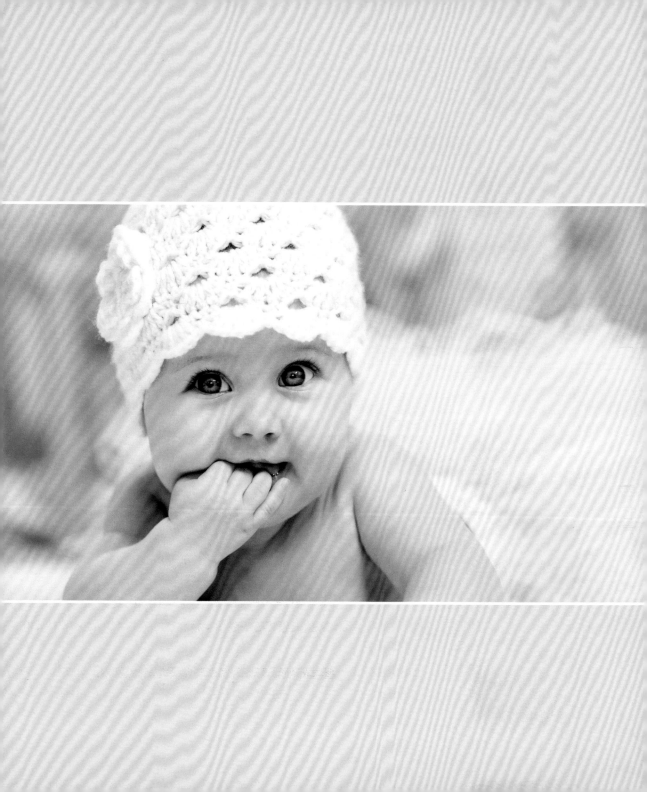

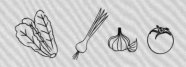

PART 03

轻松应对
小儿十大常见问题

发热、厌食、出汗多、便秘、
反复感冒、寄生虫、腹痛……
在小儿的成长道路上，
这些问题时常会发生，
且很难完全避免。
作为家长要冷静对待，
了解这些问题的实质、
引发原因及处理要点，
就能快速且轻松地应对了。

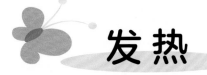
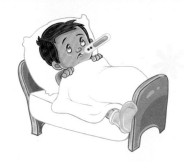

发热

发热为儿科疾病中的常见症状，一般分为低热（37.5～38℃）、中度发热（38.1～39℃）、高热（39.1～40.4℃）、超高热（大于40.5℃）4种。另外还有一种体温过低（低于35℃）也属于体温异常。发热病因有感染性与非感染性，平时常见的发热多属于感染性的。感染性的发热绝大多数可以在1周内退热甚至痊愈，正常情况下1～2天可退热，长则要3～4天。所以，对待一般的感染性发热，尤其是上呼吸道感染引起的发热，家长不必过分紧张，只要高热时对症处理，让患儿多喝水，饮食清淡，减少过度兴奋，一般都可以在1周内痊愈。发热本身不是一种疾病，而是某种疾病的前兆或症状，它的出现是告诉父母，孩子的身体健康已出现了问题。

1 孩子发热时的饮食要点

孩子发热时要以易消化、富有营养的饮食为主。食物应含有较多的维生素，避免食用油脂或糖分过多的食品，并尽可能给小儿吃他们喜欢的食物，孩子吃了喜欢的东西，心情就会好，心情对疾病的疗愈也是有很大影响的。

2 食疗方

● 鲜梨汁

鲜梨汁具有清热、润肺、止咳的作用。适用于发热伴有咳嗽的孩子，但热退后以早晚咳嗽为甚者慎用。

● 米汤

将大米煮烂去渣，米汤中加入少许白糖调味。米汤水分充足，易被消化吸收。白糖性寒，若伴有寒性咳嗽者少用，或以红糖代替。

● 绿豆汤

将绿豆煮烂，绿豆汤加入适量冰糖。绿豆具有清热、解毒的作用，既能补充营养，又有利于孩子体内毒素的排出，还可以帮助孩子退热。

● 鲜苹果汁

苹果汁中含有大量维生素 C，既可以补充孩子营养需要，又可以中和孩子体内的毒素。

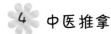 3 生活小贴士

不要勉强孩子进食，但要尽量给他们补充水分。在孩子发热期间，不要随意给孩子增加以前没有吃过的食物，以免引起消化不良。高热时唾液分泌减少，口腔黏膜干燥，这时口腔内食物残渣容易发酵，有利于细菌繁殖，可能会引起舌炎、牙龈炎等。要及时清洁口腔，最好每次进食后用淡盐水漱口。

4 中医推拿

● 天河水

用食指、中指指腹从孩子的前臂内侧正中腕横纹推向肘横纹 100 次。

● 三关

将食指和中指并拢，用两指指腹自前臂桡侧腕横纹推向肘横纹 300 次。

● 六腑

用食指、中指指腹从前臂尺侧肘横纹处推向腕横纹 200 次，以局部皮肤潮红为度。

● 曲池

搓热掌心，手掌成中空状，用拇指指腹有节奏地按揉曲池穴 30～50 次。

● 二扇门

用拇指指甲掐按二扇门 10 次，再用拇指指腹顺时针按揉二扇门 100 次。

● 打马过天河

用拇指指腹运内劳宫，然后以食指、中指指端沿着天河水向上至洪池穴一起一落拍打为一次，拍打 20 次。

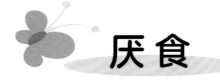

厌食

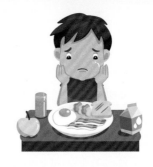

常听到不少家长对医生说自己的孩子有厌食的症状，比如"我的孩子什么东西都不想吃，喂饭很困难""孩子吃饭时就喊肚子疼，不肯吃饭"。大部分家长会千方百计地哄孩子吃饭，有的则是硬逼着孩子进食。

中医认为厌食是小儿常见的脾胃病证，以长时期的见食不贪、不思饮食、食欲不振、厌恶进食甚至拒食为特点，易发于 1 ～ 6 岁消化功能尚未健全的小儿。厌食的主要原因是脾胃功能受损，若孩子出现严重食欲减退或厌食，可能是有潜在的疾病，就需要去看医生了。

1 孩子厌食的应对要点

临床上真正符合厌食症症状的病例不多，所以，家长在对待孩子胃口不好、偏食、挑食等问题上必须做好以下几点：

（1）不要哄食或强迫饮食，给孩子已经受伤的脾胃留出充足的休养时间。防止孩子在饮食上产生逆反心理，影响食欲。年龄越小的孩子，越容易产生饮食上的逆反心理。

（2）纠正不正确的饮食习惯，如边吃边玩、没吃正餐先吃零食、爱吃冷饮等。

（3）适当的消食、理气、导滞以助脾胃功能恢复。对孩子的进食量应该有所控制，既不要让其暴饮暴食，也不要让其经常有饥饿感。

（4）要控制孩子吃糖的量，饭前一两小时最好不要给其吃含糖的食物，因为血糖高会抑制食欲。

2 食疗方

●鸡内金白术红糖饼

炒鸡内金 8 克，炒白术 15 克，研细末，与红糖、炒芝麻粉各 10 克及精面粉 200 克加水和匀。烙饼约 20 个，饭前食用，每次 1 个，5 岁以下小儿一日 1 次，5 岁以上小儿一日 2 次。

●丁香姜汁牛奶

姜汁 1 茶匙，丁香 2 粒，牛奶 250 毫升。将丁香、姜汁、牛奶同放锅内煮沸，除去丁香，加白糖调味后饮用。

●山药粥

粳米 50 克，山药粉 10 克，一同煮粥。健脾益胃，对小儿厌食有帮助。

3 生活小贴士

忌强制喂食；忌给小儿滥服各种补品、补药。纠正厌食不仅需要时间，更需要家长有耐心，千万不能操之过急。

4 中医推拿

● 中脘

先用拇指指腹揉中脘穴 100 次，再从中脘穴推到神阙穴，反复操作 10 ～ 15 次，以局部皮肤发热为度。

● 神阙

把手掌放在神阙穴上，手掌不要紧贴皮肤，以手臂的力量带动手掌在皮肤表面做顺时针回旋性的摩擦，反复操作 200 ～ 300 次。

● 足三里

用拇指用力按压足三里穴一下，再沿顺时针的方向揉按 3 下，为 1 次，称"一按三揉"，反复操作 50 次。

● 内八卦

推拿者一手持孩子的手，用另一手的食指、中指两指指腹按压在孩子掌心上，以内劳宫穴为圆心，以内劳宫穴至指根的 2/3 为半径作圆，以顺时针方向运揉 100 ～ 200 次。

● 脾经

推拿者将拇指屈曲，沿孩子拇指指腹旋推 100 ～ 200 次，手法要连贯，力度要均匀。

出汗多

很多家长带孩子看病时，总说自己的孩子出汗很多。关于孩子的出汗问题，应该这样认识：孩子出汗，有正常与不正常之分，正常出汗有调节机体体温平衡、排泄机体代谢产物以及滋润肌肤的功效，是正常的生理现象。如小儿衣着过厚、喂奶过急或剧烈运动等，都比成人更容易出汗，尤其是婴幼儿基础代谢旺盛，睡觉前1小时左右出汗多，是旺盛时的基础代谢恢复到安静状态的必经过程，故不属于病。反之，如果出汗过多，而且不为上述原因所激发，则称为汗证，在多种病变中都可能出现，如孩子在整个睡眠过程中均大汗不止，或动不动就大汗淋漓。不正常的多汗，也有虚、实之分，不是所有的孩子出汗多都是虚汗。

中医认为，小儿汗证共分为四种：卫表不固、营卫不和、气阴两虚及湿滞内蕴。前三种为虚证，最后一种为实证，而且在儿科中尤为常见，常常是不合理的饮食喂养导致小孩积滞而出现的湿滞内蕴。正确的做法是前三种当益气固表、调和营卫、益气养阴，而最后一种应消食导滞。因此，对待孩子出汗问题，首先要分清正常与否，再辨虚实，切不可盲目补益。

 1 出汗多的孩子的饮食要点

家长要先咨询医生，找出对孩子的病症有利或有弊的饮食宜忌规律，再给孩子进行适当的食疗调养，如属阴虚、血热或阴虚火旺的孩子，应禁食辛辣动火食物，并多食一些养阴清热的新鲜蔬菜等，以使汗腺的分泌功能得到恢复。不宜让孩子睡前吃得太饱，更不宜让其睡前吃大量热食。

自汗患儿要注意忌口，平时不要吃生冷和不易消化的食物，而应该多吃一些具有健脾作用的食品，如粳米、薏米、山药、扁豆、莲子、红枣等。这些食物既能健脾益气，又能和胃，可以煮粥食用。

盗汗患儿要忌吃煎、炸、烤、熏、油腻不化的食物和辛辣食物等，宜多吃一些养阴生津的食物，如小米、麦粉及各种杂粮和豆制品、牛奶、鸡蛋、瘦肉、鱼肉等，水果、蔬菜也应多吃，特别是要多吃苹果、甘蔗、香蕉、葡萄、山楂、西瓜等含维生素多的水果。

2　食疗方

● 糯米麦粥

糯米、小麦同煮粥，食时加适量糖调味，作早点或晚餐食用。对小儿脾胃虚弱、自汗神疲有辅助疗效。

● 黄芪红枣汤

将黄芪和红枣加水适量，文火煎煮 1 小时以上。每日 1 剂，分 2～3 次食枣喝汤，连服 15 天为 1 个疗程。可以益气、固表、止汗。

● 浮小麦山药茶

将浮小麦用布袋包好，与山药共煮成汤，去渣，代茶饮用。对自汗、盗汗、体瘦乏力、夜眠不实等症状有辅助疗效。

3　生活小贴士

注意孩子的衣着及睡觉被盖。孩子的内衣宜选择透气性好、吸水性强的棉质面料。有的家长怕孩子冻着，就一直给孩子添加衣服，导致孩子大量出汗，衣服被汗液浸湿又没有及时换掉，反而容易使孩子受凉而感冒。

4　中医推拿

● 天河水

将食指和中指并拢，用指腹自于前臂内侧正中腕横纹推向肘横纹，快速推摩天河水 300 次。

● 小天心

一手持小儿四指，用另一手的食指、中指揉按小天心 100 次，以局部潮红为度。

● 肾经

用拇指指腹稍用力，自小儿小指指尖推到指根，推 300 次，注意手法要连贯，以小儿有酸胀感为宜。

● 神门

用拇指沿顺时针方向揉按神门穴 100 次，注意力度要适中，手法连贯，以小儿局部有酸胀感为宜。

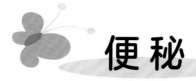 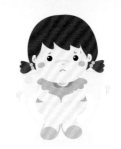

便 秘

　　孩子的便秘问题常困扰着家长，家长一般都认为便秘是因为孩子"大肠热"，于是采取清热解毒的方法进行治疗，但往往事与愿违，便秘越来越严重，这是为什么呢？

　　我们对孩子便秘应有一个正确的认识。便秘有虚实之分，而虚证在儿科是很常见的，千篇一律以"大肠热"来对待是不合理的。

　　首先，应从年龄上认识，婴儿期多为虚实夹杂证，这与孩子胃肠功能不成熟、乳食的适应性不良、胎粪未清等因素有关，治疗的方法应为健脾理气、消食导滞；其次，幼儿及幼童期，多与进食过多但消化力尚未跟上有关，治当消食导滞，佐以行气理气为法；第三，儿童期及以后多为饮食过量、结构不合理（如多冷饮）所致，治当消食导滞，佐以清热为法，同时要调整饮食结构，戒掉不良饮食习惯。其次，应从饮食方法上找原因，合理地进行指导。

1 便秘孩子的饮食要点

　　控制孩子食用市售麦片、蛋糕、饼干等的量；引导其多喝水；多让其吃胡萝卜、青菜、薯类、玉米等纤维含量高的食物。此外，家长还可经常为孩子熬绿豆薏米粥，也能起到解热通便的作用，但对脾虚小儿应少用清热法。

2 便秘孩子宜吃的食物

● 番薯

适量进食番薯可治便秘，使大便畅通易解，尤其适合慢性便秘的孩子。也可用鲜红薯叶，加油、盐炒着吃，早晚空腹各吃 1 次，适宜大便燥结的孩子。

● 黑芝麻

能润肠通便，适宜肠燥便秘之人食用。

● 香蕉

能清热、润肠、解毒，适宜热性便秘和习惯性肠燥便秘者食用。以香蕉生食为主，每日 1~2 根、每次 1 根；热象不甚者，改食芭蕉更适宜。

● 南瓜

能润肠，适宜体虚肠燥便秘之人，也适宜慢性血虚便秘者食用。

● 松子仁

适宜慢性肠燥便秘者食用。可用松子仁 30 克，每日早晚同粳米煮粥吃。

● 苹果

含有大量的纤维素和果胶，这两种物质都具有良好的通便效果。

3　生活小贴士

培养孩子养成早睡早起和晨起排便的好习惯，坚持一段时间之后，便秘会有所改善或痊愈。对于活动量小的孩子，可适当增加些运动量，因为运动可增加肠蠕动，促进排便。

不建议给患儿使用开塞露，以免对孩子还没有发育完全的身体产生刺激作用。家庭常备一些中成药，咨询医生后可给患儿使用。如偏于热积便秘者，可服小儿七星茶、小儿保赤丸、通便灵等；偏于体虚者，可备启脾丸、太子参颗粒等。

4　中医推拿

● 摩腹

以肚脐为圆心，用手掌以顺时针方向在孩子的肚子上缓缓转圈，操作 100 次。

● 天枢

用拇指指腹旋转揉按两侧天枢穴 5 分钟，以有酸胀感为宜。

● 大肠俞

用拇指指腹以顺时针方向揉按大肠俞穴 2～3 分钟，以局部皮肤潮红、发热为宜。

● 七节骨

用拇指或食指、中指指腹自上向下从孩子腰部最低点的凹陷处推至尾椎骨 100～300 次。

● 龟尾

用手顶住孩子尾骨最下端，往上按揉 100 次，力度要适中，不要太轻，但也无须太重。

反复呼吸道感染

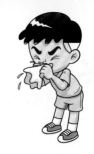

近年来，西医学多了个病名——反复呼吸道感染，这大概就是家长常说的"易感冒"。西医学已经很明确地指出，这种病是由患儿免疫功能低下所致，但从实际看，主要原因还不仅仅是体质差、免疫力低下，更主要的是这类患儿在生活起居以及饮食方法上存在不正确的做法，如运动出汗后马上脱衣、吹风纳凉、不及时添减衣服、病后过早补益或过饱饮食、多吃生冷寒凉之食以及临睡前进食等，合理的儿童保健调护配合增强免疫力才是防止孩子反复感冒最有效的方法。

1 反复呼吸道感染的孩子的饮食要点

（1）感冒期间的饮食要以易消化、清淡为主，可多吃米粥、新鲜蔬菜、水果等，忌过食肉食、辛辣、冷饮、油腻食物。

（2）每天给患儿准备的食物中至少要包括两种水果和蔬菜，以保证其能吸收到足够的营养，提高免疫力。感冒伴有大便稀溏时，应少量多餐。

（3）风寒感冒者要忌食生冷、寒凉食物，包括冰镇汽水、冰淇淋、西瓜、梨等。

（4）风热感冒者要忌食酸涩、辛热食物，还要忌食肥甘厚味的食物。

2 食疗方

● 辛夷煲鸡蛋

将2只鸡蛋打入沸水中，略煮片刻，然后再加入9克辛夷花同煮2～3分钟即成。分次吃蛋及喝汤，咸甜任意。可连续食用1周。对反复上呼吸道感染、过敏性鼻炎有效。

● 补气双菇面

将黄芪煎汁约50毫升备用。将鲜蘑菇、香菇切碎，在油锅中略爆一下，加入黄芪汁煮熟。将面条在沸水内煮熟捞起，放在香菇蘑菇黄芪汤中，再加些鲜汤调料煨至熟烂即成。可作孩子饭点，分2～3次食。经常吃可提高免疫力。

● 山药八宝粥

山药、炙黄芪、党参、莲子、麦芽、茯苓、薏米各 10 克，去核红枣 5 枚，粳米 100 克。将上述材料加水煮粥，去掉黄芪和党参的药渣，加适量砂糖调味。可健脾益气。

● 山楂粥

将山楂、谷芽、麦芽、神曲、茯苓水煎 30 分钟，取汁 1000 毫升，加粳米熬粥，用白糖调味。每日食用 1 次，可化痰消积，适于痰积内蕴患儿，症见饮食稍有不当即外感，常表现为痰多、舌苔厚腻。

3 生活小贴士

（1）让患儿卧床休息，保证足够睡眠，因为睡眠有天然消灭感冒病毒的作用。

（2）室内环境要保持一定的温度、湿度，注意通风，同时减少患儿的运动量，尽量不要让其外出，尤其不要去人多的地方。

（3）感冒时常伴有高热，因此应让患儿多喝温水，保持体内水分足够，促使病毒从小便排出，有利于恢复健康。

（4）不能过早给患儿进补，荤食一般应在病情明显改善后 1 周才能从少量开始逐量增加。

（5）不能随便服用中成药，须辨证使用。

4 中医推拿

● 天门
用双手拇指交替推摩小儿天门穴，从两眉中间往上推至前发际处，150 ～ 300 次。

● 坎宫
用双手拇指快速从眉心推至眉梢，称为分推坎宫穴，力度要适中，手法要连贯，150 ～ 300 次。

● 三关
将食指和中指并拢，用两指指腹沿着小儿前臂桡侧腕横纹推向肘横纹，300 ～ 500 次。

● 肺经
用食指指腹自无名指指尖向指根方向直推，力度要适中，300 ～ 500 次。

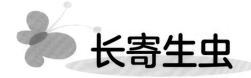

长寄生虫

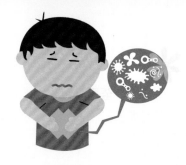

小儿肠道长寄生虫是很常见的问题，绝大多数属于轻症，无须治疗，但严重者或已经影响到孩子的生活质量（如情绪、睡眠等）及降低营养水平（如贫血），就应该及时诊治。

1 判断孩子是否有寄生虫的简便方法

患儿常有夜间磨牙、反复腹痛、面上虫斑及巩膜后虫点等表现，配合凌晨检查肛门 (查蛲虫) 以及大便查虫卵、血常规查嗜酸性粒细胞等可确诊。

2 食疗方

● 糖蜜南瓜子

将南瓜子洗净，晾干，去壳取仁，研成极细的末，备用。5 岁以上小儿每次 10 ～ 15 克，5 岁以下小儿每次 6 ～ 9 克，均用蜂蜜调服，每日 2 次，连服 2 ～ 3 天。本方对小儿驱蛔虫有效，也可用于治疗绦虫病。

● 香醋饮

将香醋和等量冷开水兑匀，备用。根据患儿年龄大小，每次服香醋饮 30 ～ 50 毫升，也可再稍多一些。适用于小儿胆道蛔虫病，待疼痛明显减轻的当天或次日，按常规服用驱蛔药物或服食驱蛔药膳。

● 生姜蜜

取新鲜生姜，洗净后捣烂取汁去渣，然后加入蜂蜜，制成姜蜜糖。1 ～ 4 岁服 15 ～ 20 克，5 ～ 9 岁服 30 ～ 40 克，10 ～ 13 岁服 50 ～ 60 克，均分 3 ～ 4 次服下。可温中、散寒、止痛，适用于小儿蛔虫性肠梗阻。

● 炒使君子

使君子略炒至香，按年龄每岁每日 2 粒（1 岁 2 粒，2 岁 4 粒，3 岁 6 粒，以此类推，最多每天不得超过 20 粒），分 3 次嚼服，连服 3 日为一疗程。适用于小儿蛔虫及蛲虫病的防治。

3 驱虫的方法

在医生指导下给孩子口服驱虫药（如阿笨达唑）、中药驱虫制剂，定期复查，教育孩子养成良好的卫生习惯。

对于年龄较小的孩子来说，不适合使用驱虫药，可以使用一些具有驱虫效果的食物来达到目的。

3 生活小贴士

让孩子养成良好的生活习惯，饭前饭后勤洗手，勤剪指甲。家长要叮嘱孩子不要吮吸手指，不要喝冷水，也不要吃没有煮熟的肉。同时，家长还要注意烹调方法，生熟刀砧分开，减少污染环节，避免接触过虫卵的食物入口，才能有效预防寄生虫的感染及传播。如果发现孩子肚子里有虫了，一定要及时到医院检查并治疗。

4 中医推拿

● 心经
以拇指指腹自中指根横纹处推向指尖 100 次。
● 肝经
用拇指由食指掌面末节指纹处推向指尖 100 次。
● 颊车
用拇指指腹按揉颊车穴 100 次，力度要适中，手法要连贯，以有酸胀感为宜。
● 承浆
用食指指尖在承浆穴上用力向下按压 100 次，按压的力量要由轻至重，使局部有一定压迫感后，持续一段时间，再慢慢放松。

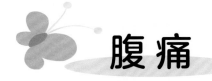

腹痛

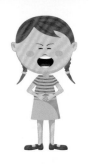

　　腹痛是小儿最常见的病症之一。胸骨下、脐的两旁及耻骨以上部位发生疼痛者，均统称腹痛。在儿科，引起腹痛的原因很多，比较常见的有肠痉挛、阑尾炎、腹型癫痫、肠系膜淋巴结炎、腹膜炎等，其中最常见的就是肠痉挛。引起肠痉挛的原因很多，如积滞（食积）、肠虫、消化不良（腹泻或大便不畅），故治疗这类腹痛的做法应该是消食导滞、助消化；由肠虫引起的，常伴有夜间磨牙、面部虫斑、眼睛巩膜后虫点、舌下虫积等，治疗当以驱虫为法。有些患儿的腹痛（如阑尾炎）需要外科手术治疗，家长不应以疼痛的程度来推测病情，更不要盲目给孩子按揉或是热敷，最好的办法是尽早带孩子就医，积极治疗。

1　孩子腹痛的饮食要点

　　(1) 为患儿补充良好的营养，这是保证其胃肠功能恢复、促进病体康复的必要条件。一般要针对具体情况采取相应的措施来改善营养状态，增进营养素的摄入。

　　(2) 为其准备新鲜、少渣、易消化的食物，主食宜选用白米、白面等细粮，而不宜选用纤维含量高的杂粮。

　　(3) 避免进食刺激肠胃的食物，如粗粮、芹菜、韭菜、雪菜、竹笋及干果类等；忌吃易产酸、产气的食物，如红薯、土豆、过甜点心及糖醋食品、生葱、生萝卜、生蒜等；不吃生冷食物，如冷饮、带气体的饮料、凉拌菜；不吃坚硬的食物，如腊肉、火腿、香肠、蚌肉等。控制调味品的用量，如胡椒粉、咖喱粉、芥末、辣椒油等。

　　(4) 养成良好的进餐习惯，消化情况好时定时定量，少量多餐。切忌不吃早餐、晚餐贪吃，更不能暴饮暴食。

2　食疗方

● 白萝卜蜂蜜

将白萝卜切丁，与姜片同放于沸水中煮熟，捞出，晾晒半日，再放入锅内，加蜂蜜，用小火煮沸，调匀，冷却后装瓶，每日服用 1 汤匙。适用于胃部胀痛、嗳气、反酸的患儿。

● 鹌鹑蛋奶

将牛奶煮沸，打入鹌鹑蛋，再煮数分钟后加入蜂蜜即成。每早服用。适用于腹痛、口渴、纳呆、便秘的患儿。

● 莲米薏米红糖水

将莲子用开水泡胀，剥皮去芯，入锅中加水煮 30 分钟，再加粳米及薏米煮沸，小火炖至材料熟烂，放红糖后食用。适用于中上腹疼痛、消瘦、食欲不振、舌苔腻的患儿。

3 生活小贴士

让孩子保持口腔卫生，教育孩子勤刷牙，以便清除藏在牙垢中的幽门螺杆菌。吃蔬菜或瓜果时，要消毒、洗净或削皮；最好不要口嚼食物喂孩子。尽量避免孩子与动物接触。生活作息要有规律，按时休息，睡眠充足，避免过度疲劳和精神紧张，尤其是学龄期儿童。

4 中医推拿

● 摩腹

搓热双掌掌心，用手掌在腹部先顺时针揉按 50 圈，再逆时针揉按 50 圈，力度不可太重。

● 中脘

用拇指指腹揉按中脘穴 1 ～ 2 分钟，以局部皮肤潮红为度。

● 肚角

将拇指指腹按压在肚角穴上，力度要适中，以顺时针方向揉按 80 ～ 100 次。

● 板门

以拇指指腹揉按小儿大鱼际，以顺时针方向揉按 100 ～ 300 次。

● 一窝风

一手握小儿的手，掌心向下，用另一手拇指指端以顺时针方向揉按一窝风 100 次。

● 足三里

用拇指指腹按压足三里穴 1 下，再顺时针揉按 3 下，按揉 50 次。

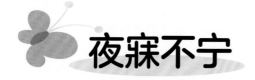

夜寐不宁

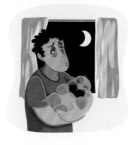

中医认为"胃不和，卧不安"，所以孩子的夜寐不宁多数是由消化不良引起的。而引起消化不良的原因很多，如饮食不节、不洁，临睡前进食等。这种情况下，常伴有口气秽臭、磨牙、腹痛等表现，治疗当以消食和胃为法；也有因为七情所伤，如惊恐（声响刺激、生病打针等）、压力、欲望得不到满足等，当以宁神疏肝为法施治；还有因衣着过紧或卧床不适等，当仔细辨别，及时改正；也有的由缺乏微量元素引起，比如血钙降低会引起大脑及植物性神经兴奋性增高，导致孩子晚上睡不安稳，这时需要给孩子补充钙和维生素D。

1 孩子夜里总是睡不安稳怎么办

（1）确定其是否缺钙：如果孩子在惊醒的同时，出现枕秃或盗汗的情况，就要检查其是否缺钙，必要时应该去医院咨询一下医生，看是否需要补钙。

（2）给孩子营造温馨的睡眠环境：比如让孩子在自己的小床中入睡，四周放些其喜欢的娃娃，在轻音乐的环境中趴着睡也有助于孩子的睡眠。光线可调暗淡一些，室温要适宜，盖的被子要轻、软、干燥，尽量减少可能干扰孩子入睡的外界因素。

（3）给予孩子安全感：每天都要培养与孩子的感情，经常对其温柔地抚摸或者亲密地说话，母亲哺乳也会使孩子感到温暖、安全。

（4）避免消化不良因素：睡前不要让其吃得过饱、过度兴奋、玩耍时间过长或者看过度刺激的东西，睡前应先让孩子排尿。

2 食疗方

● 小米枣仁粥

小米100克，枣仁末10克，蜂蜜10毫升。小米煮粥，加入枣仁末，搅匀。食用时加蜂蜜，日服2次。能补脾润燥，宁心安神，可治纳食不香、夜寐不宁、大便干燥。1岁以内不用。

● 宁神补脾粥

将小麦、粳米、红枣、柏子仁洗净，小麦、柏子仁捣破口，加适量水，先入锅中，用文火煮熟后，加入粳米、红枣同煮至软糯，加入白糖调匀即可。能养心神，止虚汗，补脾胃。适用于夜寐不宁、汗多者。

3　生活小贴士

睡前不要让孩子吃得过饱，也不要让其过度兴奋或者看过度刺激的东西，睡前应让孩子排尿。最后，要让孩子有安全感，每天都要培养与孩子的感情，经常对其温柔地抚摸或亲密地说话，会使孩子感到温暖、安全。

4　中医推拿

● 中脘

用拇指指腹揉按中脘穴 1 ～ 2 分钟，以局部皮肤潮红为度。

● 神阙

把手掌放在神阙穴上，手掌不要紧贴皮肤，以手臂力量带动手掌在皮肤表面做顺时针回旋性的摩动，操作 200 次。

● 天枢

用拇指指腹顺时针揉按天枢穴 1 ～ 2 分钟。

● 胃俞

用拇指指腹自腰到肩方向从下到上直推胃俞穴 100 次。

● 足三里

用拇指指腹揉按足三里穴 1 ～ 2 分钟，以局部有酸胀感为度。

● 上巨虚

用拇指指腹顺时针揉按上巨虚穴 1 ～ 2 分钟，再逆时针揉按上巨虚穴 1 ～ 2 分钟。

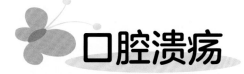

口腔溃疡

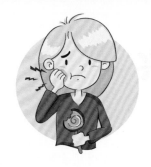

口腔溃疡是一种常见的口腔黏膜疾病，又称口疮，发作时疼痛非常明显，可自愈。也有的反复发作，称为复发性口腔溃疡，儿童尤其多发。医学临床病例发现，口腔溃疡在儿童中发病率比较高，多数为 1～6 岁小儿。口腔溃疡有虚实之分，急性的多由"心脾积热"引起，这种类型多以清心泄热，佐消食导滞为法治疗，多能获效。但反复出现的口腔溃疡多属于虚火，治疗不能以清火泄热为法，反须以益气养阴、佐引火归元组方论治。同时，还应该注意早睡眠、多喝温开水，饮食宜健脾清淡，食物不能过凉，也不能过补、滋腻等，尽量保持消化系统处于良好状态很重要。

1 辨证治疗

（1）由创伤或感染引起：如撞伤、擦伤、刺伤、细菌或病毒感染等，这种溃疡属于一次性的，比较容易治愈。

治疗方法：一般服用一些药物，三四天即可痊愈，而且不易复发。

（2）由缺乏 B 族维生素引起：缺乏 B 族维生素容易引起各种口腔炎症，如口角炎、唇炎、舌炎等。

治疗方法：服用维生素 B_2 或复合维生素等（遵医嘱）。同时调整饮食，多吃一些富含维生素 B_2 的牛奶、肝脏、菠菜、胡萝卜、白菜等食物。

（3）由体内多寒、湿、热引起：高热量食物或天气干燥都容易引起心脾过热。热气冲出体内，熏发到口舌而引起口腔溃疡。对于体质比较差的孩子，虚寒也容易引发溃疡。因引发的原因不同，治疗的方法也有所差别。

脾胃实火：宜清泻胃火，可以吃西瓜、莲子心汤、冬瓜汤等凉性食物；或是一些散类药物，比如冰硼散、凉膈散等，但要咨询医生后方可使用。

虚寒：治宜温补脾肾，引火归源。可以吃羊肉、鸡肉、荔枝、红糖等热量高一些的食物。此类食疗须遵医嘱。

2　日常调养及饮食原则

平常应注意保持口腔清洁，常用淡盐水漱口，生活起居有规律，保证充足的睡眠，坚持体育锻炼，饮食宜清淡，多吃蔬菜水果，多饮温开水，少食辛辣、厚味的刺激性食品，保持大便通畅，保持心情愉快，避免过度疲劳等。

3　食疗方

● 蜜汁含漱

可用 10% 的蜜汁含漱，有消炎、止痛、促进细胞再生的作用。1 岁以内不用。

● 蜂蜜涂擦法

将口腔洗漱干净，再用消毒棉签将蜂蜜涂于溃疡面上，涂擦后暂不要饮食。过 15 分钟左右，可将蜂蜜连口水一起咽下，再继续涂擦，一天可重复涂擦数遍。1 岁以内不用。

● 木耳汤

取白木耳、黑木耳各 10 克，山楂 5 克，水煎，喝汤吃料，每日 1 ～ 2 次，可治口腔溃疡。

● 核桃汁饮

将 30 ～ 50 克核桃熬水 2 次，每天早晚各服 1 次。用于虚证。

4　中医推拿

● 心经

用食指、中指指腹从患儿中指指根往指尖处直推 100 次。

● 胃经

用拇指指腹自患儿掌根推至拇指根部，推 100 ～ 500 次。

● 六腑

用食指、中指指腹自于肘推向于腕，称退六腑或推六腑，推 100 ～ 300 次。力度要由轻至重，再由重至轻。用相同手法操作另一手的六腑。

● 天河水

将食指、中指并拢，用指腹自宝宝前臂内侧正中腕部直推至肘部，推 300 ～ 500 次，力度要适中。

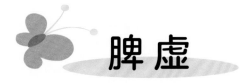
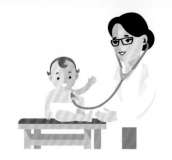

脾虚

　　脾虚证是小儿常见病、多发病，是临床儿科常见病证，其主要表现为食欲减退、精神疲乏但易发脾气、肢体倦怠、食后腹胀、大便不调（可为稀便、硬结便或完谷不化）、畏寒、肢冷、舌质淡或淡红、舌体胖或有齿痕、指纹淡红、脉细弱等。病情迁延难愈，还常常导致小孩罹患呼吸系统疾病，严重影响孩子的生长发育。

　　从临床看，小孩子脾虚证的形成多在婴幼儿阶段开始，其成因有先天因素（如早产、多胎、自身生理特点），更主要的是后天因素，如乳食喂养不当（无母乳喂养、过度营养、没有及时添加辅食、添加辅食不当、无及时戒奶、夜间进食过度、过多地喝凉茶等），滥用抗生素，生活起居规律不合理等。每一位家长，尤其是初为人父母的家长，都应该认真学习怎样养育自己的孩子，了解婴幼儿的生理特点，掌握科学的养育方法，记住，不是吃得越多孩子就会长得越好。

1 孩子脾虚的诊断标准

　　主要指标：①食欲不振；②大便失调（包括泄泻、大便不成形、次数增多或大便难解）；③面色萎黄少华；④形体消瘦（体重低于正常同龄同性别平均值的10%）；⑤舌质淡，苔白。

　　次要指标：①肢倦乏力；②腹胀；③浮肿（轻度）；④贫血（轻度）；⑤口流清涎；⑥睡露睛或多汗；⑦脉细弱、无力，指纹淡（3岁以下）；⑧尿木糖排泄率低于正常；⑨唾液淀粉酶负荷实验值低下；⑩血清胃泌素低下。

　　其他实验室参考指标：①尿淀粉酶测定降低；②小肠氨基酸吸收功能试验值降低；③基础代谢率降低；④细胞免疫检查功能低下；⑤血清免疫球蛋白含量降低；⑥肌电检查显示肌纤维的兴奋功能低下。

　　凡符合主要指标4项或主要指标2项加次要指标1项，或主要指标1项、次要指标2项及实验参考指标2项均可诊断为脾虚症。

2 脾虚孩子的饮食宜忌

● 宜食食物

宜食补脾益气、醒脾开胃消食的食品，如粳米、籼米、锅巴（锅焦）、薏米、熟藕、栗子、山药、扁豆、牛肉、鸡肉、兔肉、牛肚、猪肚、鳜鱼、葡萄、红枣、胡萝卜、土豆、香菇等。

● 忌食食物

忌食性质寒凉、易损伤脾气的食品，如苦瓜、黄瓜、冬瓜、茄子、空心菜、芹菜、苋菜、茭白、莴笋、金针菜、柿子、香蕉、枇杷、梨、西瓜、绿豆、豆腐、小麦等。

味厚滋腻、易阻碍脾气运化功能的食品，如鸭肉、猪肉、甲鱼、牡蛎肉、牛奶等。

利气消积、易耗伤脾气的食品，如荞麦、山楂、萝卜、香菜等。

3 食疗方

● 葡萄干粥

粳米 50 克，葡萄干 10 克。以适量清水将粳米煮到九成熟，加入葡萄干，共同炖煮至稀烂即可。可养胃健脾，适用于脾虚贫血者。

● 莲子山药粥

莲子 30 克，山药 50 克，粳米 50 克。将莲子去皮及芯，加山药、粳米及水煮成粥分次食用。适用于消瘦、食欲不振的脾胃虚弱小儿。

4 中医推拿

● 中脘

用手掌紧贴中脘穴，与穴位之间不能移动，而皮下的组织要被揉动，幅度逐渐扩大，揉按 100 ～ 200 次。

● 脾经

将拇指屈曲，循拇指桡侧缘由孩子的指尖向指根方向直推 100 ～ 500 次。用相同手法操作另一手的脾经。

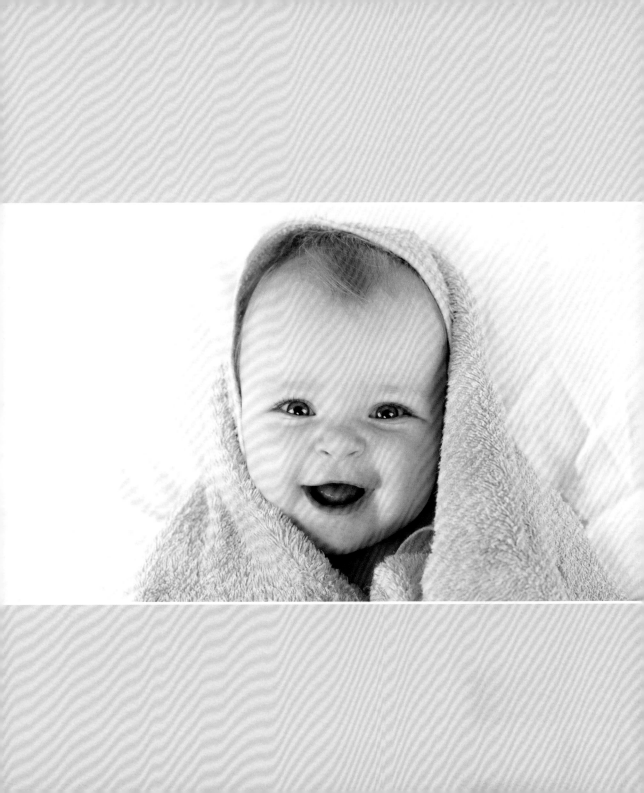

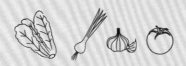

PART 04

孩子生病时，
调养护理是关键

由于儿童抵抗力低下，
会比成年人更容易患上各种小病，
这也许是为人父母最苦恼的事吧！
本章针对儿童易患的疾病，
介绍适合儿童的调养护理方法及饮食疗法，
帮助父母成为育儿专家，
从此不再为宝宝患病而发愁！

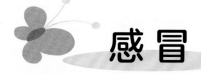
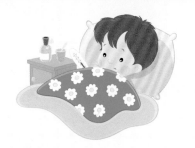

感冒

小儿感冒即小儿上呼吸道急性感染，简称上感。大部分小儿感冒以病毒感染为主，此外也可能是支原体或细菌感染。风寒感冒主要症状为发热轻、恶寒重、头痛、鼻塞等。风热感冒主要症状为发热重、恶寒轻，检查可见扁桃体肿大、充血。

本病一年四季均可发生，但以气候突变时多发，在儿科，感冒还多夹滞、夹湿、夹惊。经常患感冒的人，机体抵抗力再度下降，可继发多种疾病，如并发急性肾炎、心肌炎或风湿病等。因此，家长对小儿感冒绝不能轻视，须积极预防，及时治疗。

日常护理要点

（1）增强体质。适当参加户外活动，多晒太阳，加强体格锻炼，按时进行预防接种。

（2）注意环境卫生，室内经常通风。

（3）在感冒流行季节，不要带孩子到公共场所，不要让孩子频繁接触已感染的儿童和成人。

（4）天气变化季节，加强对孩子的护理，孩子穿着衣服要冷暖适宜。

（5）避免接触过敏物质，如尘螨、花粉、油漆等。

（6）养成良好的生活习惯，保证充足的睡眠。

（7）体质较弱的儿童可在医生指导下适当使用药物来增强机体免疫力。

饮食调理原则

帮助孩子养成良好的饮食习惯，不挑食、不偏食。培养孩子"粗食"的习惯，注意多清淡、少油腻，荤素适当搭配，着重日常多进食维生素和矿物质丰富的食物。多食营养丰富的食物，如猪肝、瘦肉、蛋类、大豆及其制品、蔬菜、水果等。但应注重对食后消化状况的合理评估，并以此来制订下一步的饮食方案。

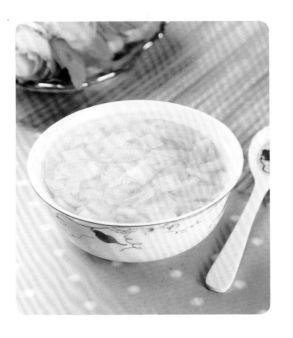

白菜清汤

食材 白菜 120 克，盐 2 克，芝麻油 3 毫升。

步骤

1. 将洗好的白菜切开，切成小丁，备用。
2. 锅中注入适量清水烧开，倒入切好的白菜，搅拌均匀。
3. 盖上盖，烧开后用小火煮约 10 分钟。
4. 揭开盖，加入适量盐、芝麻油，拌匀调味，至汤汁入味。
5. 关火后盛出煮好的白菜汤即可。
6. 用于风热感冒，分次食用。

白萝卜肉丝汤

食材 白萝卜 150 克，瘦肉 90 克，姜丝、葱花各少许，盐 1 克，水淀粉、食用油各适量。

步骤

1. 白萝卜去皮，切成丝；瘦肉切丝。
2. 将肉丝装碗，加入盐、水淀粉，抓匀，淋入食用油，腌渍入味。
3. 用油起锅，放入姜丝、白萝卜丝，倒入清水，放入肉丝，煮至熟透。
4. 盛出装碗，撒入葱花即可。
5. 用于风热感冒，分次食用。

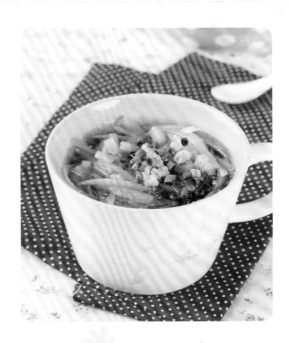

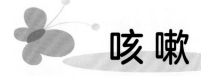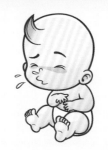

咳 嗽

咳嗽其实是一种保护性反射，可以促使呼吸道的痰液或异物排出体外，起着清洁呼吸道以使其畅通的作用，只要将痰液排出，往往咳嗽便会自行缓解。止咳药之所以能止咳，是因为它能抑制咳嗽反射，痰液不易排出。因此，只要小儿咳嗽不是过于频繁、剧烈，千万不要盲目止咳，要及早求助呼吸专科医生。

日常护理要点

预防儿童咳嗽，一定要做好日常防护。

（1）注意气候变化，及时添减衣服，不要让孩子和衣而睡。同时，要进行耐寒锻炼，游泳对于咳嗽患者来说是一项很好的体育运动。

（2）由于很多慢性咳嗽与过敏有关，因此咳嗽患儿不要接触过敏原，如烟雾、尘埃、宠物、花粉、冷空气、油漆及过敏性的药物、食物等。

（3）保持居室环境空气清新。尤其是秋冬季节天气寒冷，父母要鼓励孩子多休息。睡觉时应用枕头撑起孩子的后背和头部，以防咽喉黏液滞留喉咙内。

（4）如果孩子生病，最好不要洗澡。因为洗澡会使人体血液循环加快，从而增加咽喉分泌物的产生，更容易引起咳嗽，若要洗澡则应选择风不大的天气，动作要快，时间以中午为宜。

饮食调理原则

以清淡为主，不要吃甜食及酸、辣、冷等刺激性食物。虾、蟹、冰冻海鱼等含大分子蛋白，容易导致过敏，不宜多吃，但如果孩子对这些食物不过敏就不要太过忌口，以免营养不良。不宜吃补品，否则不利于疾病康复，甚至会加重病情。此外，不要随便喝凉茶，否则容易破坏免疫系统。咳嗽时产生的急速气流会带走呼吸道黏膜上的水分，造成缺水，所以秋冬季节还要注意给孩子多喝水，多吃水果。中成药的使用当根据病性的寒、热、虚、实来选择。

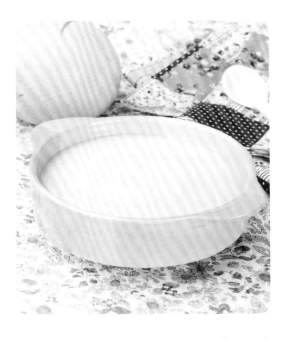

 梨子糊

食材 去皮梨子 30 克，粳米粉 40 克。

步骤

1. 将洗净去皮的梨子切碎，待用。
2. 奶锅置于火上，注入清水，倒入粳米粉，拌至粳米粉溶化。
3. 再放入梨子碎，拌至食材熟透入味，盛出煮好的梨子糊，用过滤网过滤到碗中。
4. 再将梨子糊倒入奶锅中，煮至黏稠即可。
5. 用于风热、燥热咳嗽，分次食用。

 冰糖雪梨炖银耳

食材 水发银耳 150 克，去皮雪梨半个，红枣 5 颗，冰糖 8 克。

步骤

1. 将泡好的银耳去除根部，切小块；洗净的雪梨取果肉，切小块。
2. 取出电饭锅，倒入银耳，放入雪梨、红枣、冰糖，加水至没过食材。
3. 盖上盖子，煮 2 小时至食材熟软入味。
4. 打开盖子，搅拌一下，盛出装碗即可。
5. 用于风热、燥热咳嗽，分次食用。

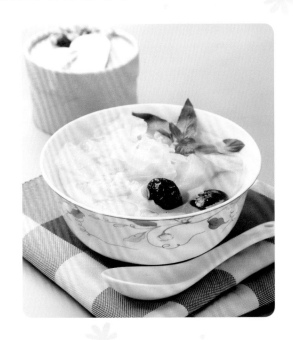

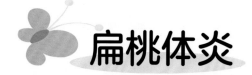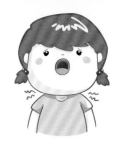

扁桃体炎

扁桃体炎（中医称之为乳蛾）是以发热、咽痛、喉核红肿胀大形如蚕蛾或表面呈黄白色脓血或喉核肿大、质硬、暗红等为主要表现的喉核疾病，见于现代医学的急慢性扁桃体炎、急慢性咽炎。发于一侧者为单乳蛾，发于两侧者为双乳蛾。

本病是临床常见病、多发病之一，以儿童及青年多见。多发于春、秋两季；病程迁延、反复发作者，多为虚证或虚实夹杂证。本病可诱发喉痛及痹证、水肿、心悸、怔忡等全身疾病。本病有急慢性之分，急性者的食疗方与发烧后食疗方相同，多为热证，宜清淡饮食；而慢性者多为肺脾气虚证，食疗当以健脾益气为法。

日常护理要点

患儿扁桃体有肿大的，也有不肿大的，肿大亦有急、慢性之分。慢性肿大的一般在调节好消化的前提下可以不用治疗，它在 20 多岁以后逐渐会萎缩；急性肿大的要积极处理。因此，儿童时期的扁桃体炎也是防治的重点。

（1）患儿应注意休息，室内温度不宜过高，以不感觉冷为宜，空气要新鲜。家长不要在室内抽烟，减少对患儿咽部的刺激。

（2）患儿要加强身体锻炼，特别是冬季，要多参与户外活动，增强身体对寒冷的适应能力，减少扁桃体发炎的机会。

（3）预防各类传染病、流行病。不要带患儿到影院、商场等人多的场所，特别是在呼吸系统、消化系统疾病流行之际。

饮食调理原则

饮食宜清淡，易消化，营养丰富，以流质或半流质为主。急性患病儿童宜吃含水分多又易吸收的食物，如稀米汤、果汁、蔗水、马蹄水、绿豆汤等；慢性患病儿童宜吃新鲜蔬菜、水果、豆类及滋润的食品，如青菜、西红柿、胡萝卜、黄豆、豆腐、豆浆、梨子、百合汤等。

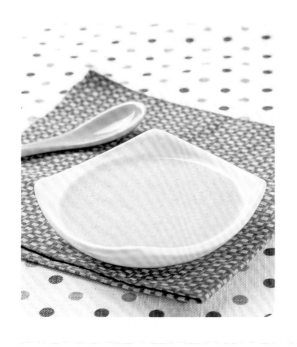

 节瓜小米糊

食材 白米 2 小匙，小米 2 小匙，节瓜 15 克。

步骤

1. 将白米、小米洗净，浸泡 1 小时后，放入料理机中，加水一起打成米糊。
2. 节瓜洗净后，磨成泥备用。
3. 将节瓜泥加入米糊中，以小火煮沸即可。
4. 用于实热证，分次食用。

 玉米小米豆浆

食材 玉米碎 8 克，小米 10 克，水发黄豆 40 克。

步骤

1. 将洗净的食材倒入豆浆机中，注入适量清水，开始打浆。
2. 把煮好的豆浆倒入滤网，滤取豆浆即可。
3. 用于实热证，分次食用。

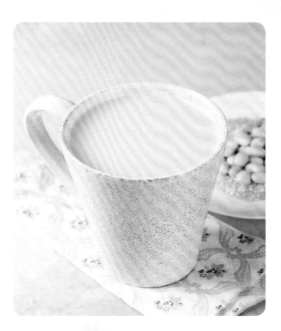

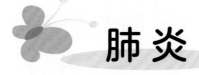

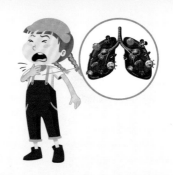

肺 炎

患儿的食物应以清淡、富于营养、易于吸收为基本原则，婴儿以流质或半流质饮食为主。"鱼生火，肉生痰"，因此患儿患病期间，尤其是在患病的早期与极期，最好不要食鱼和肉等肥甘滋腻之品。"节戒饮食，乃祛病之良方"。患儿患病期间，由于消化能力下降，应避免进食肥甘厚味等大补之品，以适当地减少饮食的量而又保证基本的营养供给为原则。"饮冷伤肺"在《黄帝内经》和《难经》中早已阐明。所以小儿患肺炎时应少喝或最好不喝冷饮，少食或不食寒凉食品。因发热、咳喘均会使不显性失水增加，因此应适量勤喝温开水。

日常护理要点

（1）要让患儿多休息。有发热、气急的患儿要卧床休息，气喘的孩子可采取半卧位。经常给患儿变换体位，可防止肺炎瘀血，促进痰液排出，有利于康复。

（2）居室环境要舒适。室温维持在 18～22℃，相对湿度保持在 50%～60%。有些家长总怕孩子受凉，令卧室密不透风，空气混浊，反而对孩子极为不利。

（3）注意饮食调养，避免刺激性饮食。

（4）注意观察孩子的精神、面色、呼吸、体温及咳喘等体征的变化。如果儿童有严重喘憋或突然呼吸困难加重、烦躁不安的话，必须尽快送医院做进一步检查，以采取相应的治疗措施。

饮食调理原则

应注意少食多餐，要选择易消化而富含营养的食物。发热时，可给孩子多喝水。儿童肺炎因消化功能减弱，有时进食中会因气急而影响呼吸，加重呼吸困难，所以不要勉强患儿进食，也忌过早进补。

雪梨川贝无花果瘦肉汤

食材 雪梨 120 克，无花果 20 克，杏仁、川贝各 10 克，陈皮 7 克，瘦肉块 350 克，高汤适量，盐 3 克。

步骤

1. 雪梨切块，陈皮泡发后刮去白色部分。
2. 瘦肉入沸水锅中焯煮 2 分钟，捞出备用。
3. 砂锅中注入高汤，倒入瘦肉、无花果、杏仁、川贝、陈皮，搅拌均匀。
4. 加盖，大火煮沸后转小火煮 1.5 小时。
5. 揭盖，加少许盐，搅匀入味即可。分次食用。

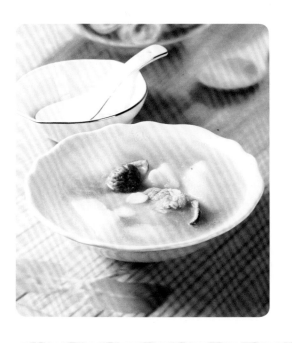

西红柿土豆泥

食材 西红柿 30 克，土豆 30 克，猪肉末 20 克。

步骤

1. 西红柿洗净，去皮切碎。
2. 土豆洗净，蒸熟后去皮，压成泥。
3. 将碎西红柿、土豆泥与猪肉末一起搅拌均匀，放入电锅中蒸熟即可。分次食用。

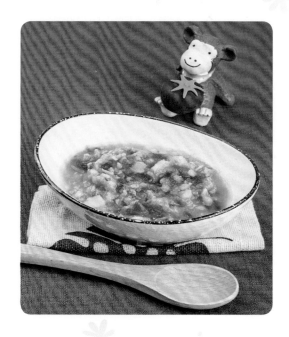

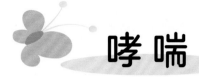
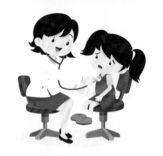

哮 喘

哮喘是常见的儿童慢性呼吸道疾病，常反复发作，不容易根治。据统计，有 70% 以上的儿童哮喘首发在 3 岁以内，因此婴幼儿、学龄前儿童反复发作咳喘时家长要引起重视，应积极诊治，早诊断，早治疗，避免日后引发严重的哮喘，甚至发展为成人哮喘，成为终身疾病。

儿科患病率以 1 ～ 6 岁较高，于学龄期后逐渐下降，初发年龄 3 岁以内者占 84.8%。因此，哮喘防治应从儿童期开始，其防治原则是消除病因，控制急性发作，预防复发。

日常护理要点

(1) 照顾孩子卧床休息，并抬高床头使孩子半卧以利于孩子呼吸。让孩子多喝水，并轻拍孩子的背部以帮助孩子咳出痰液，避免痰液堵塞器官而发生窒息。患儿的衣被、床上用品应少用丝棉及羽绒制品。窗帘、枕套、被套、床单等须勤换洗。

(2) 患儿卧室既要保持一定的温度和湿度，又要保持空气流通。

(3) 注意气候变化，及时增添衣服，以防受寒发病。

(4) 与孩子一起开展一些轻松、舒缓的娱乐活动，帮助孩子分散注意力，保持心情平静、愉快，并鼓励孩子多做一些深呼吸。

(5) 及时与医生联系，遵照医嘱给孩子服药。

(6) 如果孩子病情加重，应及时送孩子到医院就诊。

饮食调理原则

食物宜清淡，不宜过咸、过甜、过腻、过于刺激。可多食海带、芝麻、花生、核桃、豆制品、绿叶蔬菜等含镁和钙丰富的食品，有减少过敏的作用。补充足够的优质蛋白质（对蛋白质不过敏者），如蛋类、牛奶、瘦肉、鱼等。增加含维生素多的食品，如各种水果、蔬菜，以增强机体抗病能力。

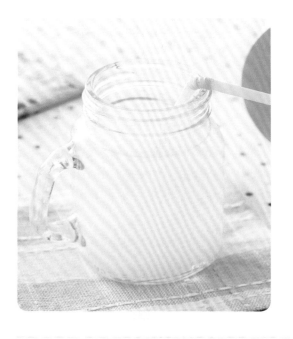

雪梨苹果莲藕汁

食材　雪梨 1/2 个，苹果 1/2 个，莲藕 1/2 个。

步骤

1. 将雪梨、苹果洗净，去皮和核，切块；将莲藕洗净，去皮切块。
2. 将所有食材放入电蒸锅，加入适量水蒸至熟软。
3. 用筛网过滤掉食材与杂质，取其汁即可。分次食用。

橘子稀粥

食材　水发米碎 90 克，橘子果肉 60 克。

步骤

1. 取榨汁机，选择搅拌刀座组合，放入橘子肉，注入适量温开水，榨取果汁。
2. 砂锅中注入适量清水烧开，倒入米碎，搅拌均匀，烧开后用小火煮约 20 分钟至其熟透。
3. 揭盖，倒入橘子汁，搅拌均匀，关火后盛出煮好的橘子稀粥即可。分次食用。

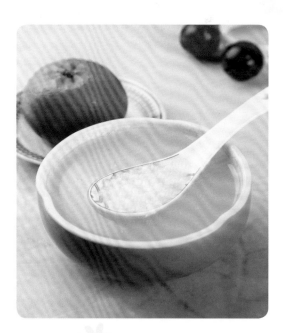

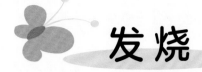 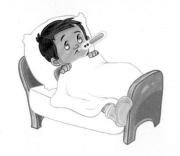

发烧

小儿发烧，多因食滞后感受外邪所致。孩子在退烧后，胃肠道功能尚未完全恢复正常，消化酶的分泌也较少，如果勉强多食，反而有可能引起厌食，故烧退后切不可急于滋补。患儿的饮食当以清淡为主，佐以清除余邪。对食欲较差的孩子，家长要有耐心。如果小儿在退烧一星期后仍无食欲，应去医院检查，看是否有其他疾病。

日常护理要点

(1) 多休息。退烧后不能马上进行剧烈运动，应多休息。因为发烧过后身体还是很虚弱的，过多的活动对身体恢复不利。

(2) 平时要保持家里空气清新，定时开窗通风，室温不要过高，保持在 18 ～ 20℃为宜。就算是夏天，空调及风扇也不能直接对着孩子头面部吹，否则也会引发发烧。

(3) 发热是身体对病毒或细菌入侵产生的一种反应，有利于消灭入侵的病毒和细菌，一般体温不超过 38.5℃就不用急于服用退热药，可以给孩子进行物理降温。

饮食调理原则

(1) 在安排饮食时总热量不能低于身体所需热量的 70%。要给予易消化的流质或半流质食物，如米汤、牛奶、蛋花汤、稀粥、藕粉、面条等。

(2) 发热是一种消耗性病症，因此还应给小儿补充含高蛋白的食物，如肉、鱼、蛋等，但要少荤少油腻，也可吃少量水果，饮食要少量多次，切不可暴饮暴食。

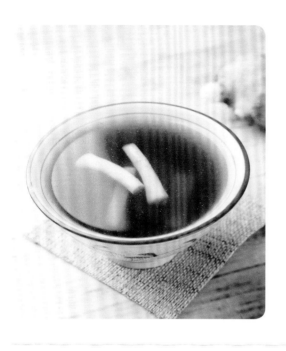

 葱白姜汤

食材 姜片 10 克，葱白 20 克，红糖少许。

步骤

1. 砂锅中注入适量清水烧热。
2. 倒入备好的姜片、葱白，拌匀。
3. 盖上盖，烧开后用小火煮约 20 分钟至熟。
4. 揭开盖，倒入红糖，搅拌匀。
5. 盛出煮好的姜汤即可。
6. 用于外感风寒，分次食用。

 双白玉粥

食材 粳米 50 克，大白菜 100 克，大葱白 20 克，生姜 10 克，盐少许。

步骤

1. 将白菜洗净，切片；大白葱和生姜洗净，切片。
2. 粳米加水熬粥，沸腾后加入大白菜、大葱白和生姜。
3. 共煮至白菜、大葱变软，粥液黏稠时，加少许盐即可。分次食用。

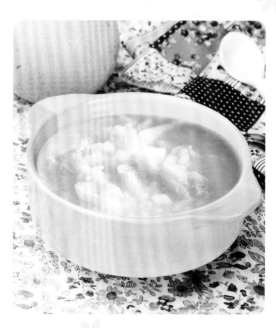

慢性支气管炎

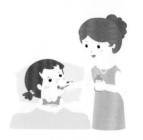

小儿慢性支气管炎，临床较少见。偶有发者，常从虚证论治，据临床观察，小儿多以肺脾两虚为主，故本病的食疗多以健脾益气为原则。慢性支气管炎多在气候寒冷的冬季发病，夏季较少，故可采用中医"冬病夏治"的方法，以"扶正固本"的原则治疗，即通过扶助正气来增强患儿的抗病能力，祛除病邪，从而使小儿得到康复。

日常护理要点

（1）保暖：寒冷的刺激会降低支气管黏膜局部的抵抗力，加重支气管炎病情，所以家长要随气温变化及时给患儿增减衣物，尤其是睡眠时要给患儿盖好被子。

（2）多喂水：小儿患支气管炎时有不同程度的发热，水分流失较多，应注意给患儿多喂水，可用糖水或糖盐水补充。

（3）翻身拍背：每1～2小时1次，使患儿保持半卧位，有利于痰液排出。

（4）退热：如果患儿体温过高，对于较大儿童可予以物理降温，即用冷毛巾湿敷头部或用温水擦澡。幼儿不宜采用此方法，必要时应用药物降温。

（5）保持良好的家居环境：患儿所处居室要温暖、通风、采光良好，并且空气中要有一定湿度，防止过分干燥。家中的吸烟者最好戒烟或去室外吸烟，防止二手烟对患儿的不利影响。

饮食调理原则

患儿饮食宜清淡，多吃新鲜蔬菜，不仅可补充多种维生素和无机盐，还能清痰去火。但要依据病情的寒热选择不同的食物：如属寒者用生姜、南杏仁、包菜等；属热者用白菜、萝卜、竹笋、柿子、梨子等；体虚者可用枇杷、百合、胡桃仁、红枣、蜂蜜、猪肺等。忌生冷及咸食：生冷食物会使症状加重；咸食可加重支气管黏膜水肿充血，加重咳嗽、气喘症状。忌吃腥发及肥腻之物：海腥类，如黄鱼、带鱼、角皮鱼、蟹、虾等，除了会助湿生痰外，还可引起过敏。

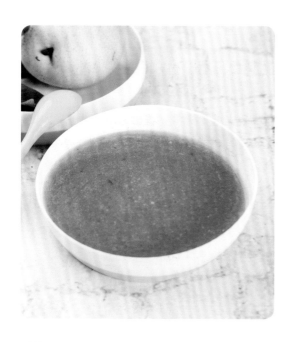

 雪梨菠菜稀粥

食材 雪梨 120 克，菠菜 80 克，水发米碎 90 克。

步骤

1. 将雪梨切块，菠菜切段，分别榨取计水。
2. 砂锅中注入少许清水烧开，倒入备好的米碎，烧开后用小火煮约 10 分钟，倒入菠菜汁。
3. 再盖上盖，用中火续煮约 10 分钟至食材熟透，倒入雪梨汁，用大火煮沸即可。
4. 用于热证，分次食用。

 包菜稀粥

食材 泡好的白米 100 克，包菜 20 克。

步骤

1. 把白米磨碎，再加水熬成米粥。
2. 包菜洗净后，用刀剁碎，越碎越好。
3. 在米粥里放进包菜碎末，煮沸即可。
4. 用于寒证，分次食用。

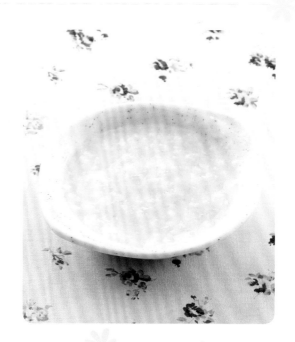

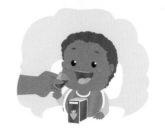

急性支气管炎

急性支气管炎是病毒或细菌等病原体感染所致的支气管黏膜的急性炎症，是婴幼儿时期的常见病、多发病，往往继发于上呼吸道感染之后，也常为肺炎的早期表现。本病多同时累及气管、支气管，故正确命名应为急性气管支气管炎。临床以咳嗽伴有（或不伴）支气管分泌物增多为特征。

本病属中医"咳嗽"范畴，一年四季均可发生，尤以冬、春季节或气候冷热突变时最为多见，一般一周左右可治愈。有部分患儿咳嗽的时间更长些，但症状逐渐会减轻、消失，适当地服些止咳剂即可。不过在患病的早期，对于痰多的患儿，不主张用止咳剂，以免影响排痰，饮食方面应以止咳、化痰、平喘、退热为主。

日常护理要点

（1）患儿发热时要注意让其卧床休息，选用物理降温或药物降温。

（2）室内保持空气新鲜，适当通风换气，但要避免对流风，以免病儿再次受凉。避免烟尘、异味及油烟等因素的刺激。

（3）经常协助患儿变换体位，轻轻拍打其背部，使痰液易于排出。

（4）让患儿加强耐寒锻炼，缓解期要注意劳逸适度，适当锻炼身体以增强体质。

（5）注意隔离。尽量让患儿不与其他患儿接触，减少继发细菌感染的机会。

（6）不能过度兴奋及大声喊叫。

（7）出汗时不能脱衣纳凉或换衣。

饮食调理原则

患儿饮食宜清淡，食物既要营养丰富又要易消化吸收，多吃新鲜蔬菜和水果，多饮温开水；进食要规律，有节制，少食多餐；忌暴饮暴食，忌食生冷、肥腻、过酸过咸及辛辣燥热的食物。有过敏史者，忌食海腥发物及致敏性食物。

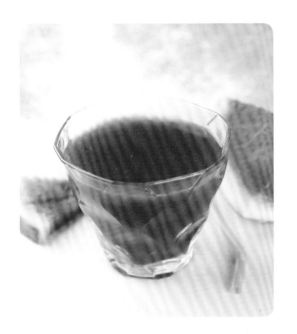

西瓜汁

食材 西瓜 400 克。

步骤

1. 将洗净去皮的西瓜切小块。
2. 取榨汁机，选择搅拌刀座组合，放入西瓜，加入少许山泉水。
3. 盖上盖，选择"榨汁"功能，榨取西瓜汁，倒入杯中即可。
4. 用于热证，分次食用。

 蜂蜜柠檬菊花茶

食材 柠檬 70 克，菊花 8 克，蜂蜜 12 克。

步骤

1. 将洗净的柠檬切成片，备用。
2. 砂锅中注入适量清水，用大火烧开，倒入菊花，撒上柠檬片。
3. 盖上盖，煮沸后用小火煮约 4 分钟，至食材析出营养物质。
4. 揭盖，轻轻搅拌一会儿，关火后盛出煮好的茶水，装入碗中。
5. 趁热淋入少许蜂蜜即成。
6. 用于热证，分次食用。

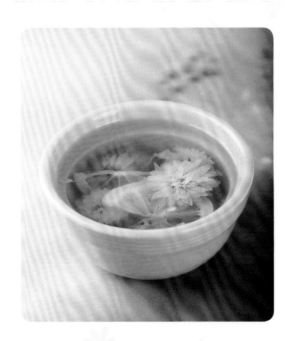

PART 04 孩子生病时，调养护理是关键

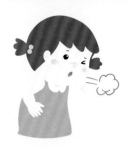

百日咳

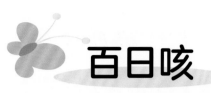

百日咳是由百日咳杆菌引起的呼吸道传染病，传染性很强。临床特征为咳嗽逐渐加重，呈阵发性痉挛性咳嗽，咳末有鸡啼声，未经治疗的病人病程可延续 2～3 月，故名"百日咳"。本病易发于冬春季节，发病年龄多在 5 岁以下，重者可出现肺炎、脑病等并发症。

只要不发生并发症，本病一般能自行痊愈，而且有较持久的免疫力。很少有人在一生中得两次百日咳。临床证明，本病若早日治疗和加强护理，可以缩短病程；反之，患儿可能会咳上两三个月，造成营养不良，抗病力下降，以致并发肺炎、脑炎等。除了用药之外，适当的药膳也可以帮助患儿康复。

日常护理要点

俗话说，"三分治病，七分护理"，对于百日咳也是如此，如果护理得当，病儿会较快康复；反之，就可能导致严重的并发症，危及生命，有的虽然度过了危险期，但留下了难以消失的后遗症。所以，耐心和科学的护理就显得特别重要。

（1）发现百日咳病儿，要及时隔离 4～6 周。应将居室消毒通风，让孩子单独居住一个房间或一个场所，防止不良刺激如风、烟、劳累、精神紧张等。

（2）患儿居室要保持空气新鲜，衣物、被盖要勤洗晒。发病后，病儿要注意休息，保证睡眠，对于夜间频咳影响睡眠的孩子，可酌情给予镇静药。

（3）积极接种疫苗，可以避免罹患此病。

饮食调理原则

患儿宜吃清淡又易消化的稀软食品，以牛奶、米粥、汤面、菜泥等流质或半流质饮食为主。宜吃新鲜多汁的蔬菜、水果，如菠菜、萝卜、节瓜、白瓜、鲜藕及橘、梨、枇杷等。宜吃具有顺气、化痰、宜肺、降逆、止咳作用的食物。适当佐以清肺润肠之品，如大蕉，保持大便通畅等。忌吃过咸过酸、辛辣香燥、黏糯滋腻、煎炸炒烤食品。

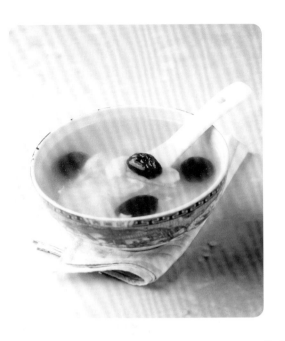

太子参百合甜汤

食材 鲜百合 50 克，红枣 15 克，太子参 8 克，白糖 5 克。

步骤

1. 砂锅中注入适量清水烧开，倒入太子参、红枣，放入百合。
2. 盖上盖，煮沸后用小火煮约 20 分钟，至食材熟软。
3. 揭盖，撒上适量白糖，搅拌至糖分完全溶化即成。
4. 用于体虚加燥咳，分次食用。

罗汉果银耳炖雪梨

食材 罗汉果 35 克，雪梨 200 克，枸杞 10 克，水发银耳 120 克，冰糖 10 克。

步骤

1. 银耳泡发切小块，雪梨去核去皮切丁。
2. 锅中注适量清水烧开，放入枸杞、罗汉果、雪梨、银耳。
3. 盖上盖，烧开后用小火炖 20 分钟。
4. 揭开盖，放入适量冰糖，略煮至溶化。
5. 关火后盛出煮好的糖水即可。
6. 用于燥咳，分次食用。

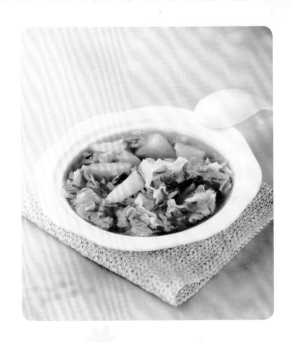

101

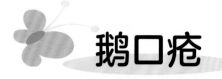

鹅口疮

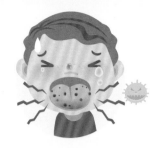

　　鹅口疮本病又称雪口病，在现代医学中属于真菌感染疾病。患者口腔黏膜糜烂如粥样，有特殊气味，多见于小儿及长期应用抗生素或激素者。本病多发于初生儿或婴幼儿，患儿一般处于哺乳期阶段，故食疗多针对哺乳期母亲。由于本证病因多为先天胎毒、口腔不洁或体虚感邪所致，有实也有虚，且以口腔不洁与体虚感邪者多见，故饮食疗法需要注意。哺乳期母亲宜食高营养又不滋腻、不燥热之品，不宜过食辛厚温补之物。

　　根据临床表现，本病可分为实火与虚火两证，前者以清热泻火解毒施治，后者以滋阴潜阳降火施治，均当配合外治疗法。

日常护理要点

　　（1）加强患儿的口腔护理，可用消毒棉签蘸冷开水轻轻拭洗患儿口腔或用外治方药洗搽口腔患处。

　　（2）平时注意孩子的口腔卫生，给孩子喂食以后帮助孩子清洁口腔，如果孩子年龄小，可以用温湿的纱布清洁口腔，如果孩子年龄大一些，则可以让孩子用水漱口。

　　（3）小儿的被褥和玩具要定期拆洗、晾晒，洗漱用具尽量和家长的分开，并定期消毒。小儿进食的餐具清洗干净后应再蒸 10 ～ 15 分钟。尤其是对在幼儿园过集体生活的幼儿，用具一定要分开，不可混用。

　　（4）幼儿应经常性地进行一些户外活动，以增加机体的抵抗力。

　　（5）不乱用抗生素或激素。如果有重大疾病必须使用抗生素的，应在医生的指导下用药。

饮食调理原则

　　应选择容易消化吸收、富含优质蛋白质的食物，如动物肝脏、瘦肉、鱼类以及新鲜蔬菜和水果等，并适当增加维生素 B 和维生素 C 的供给。勤给患儿喂水，忌吃过热、过硬或刺激性食物，防止口腔黏膜损伤。注意饮食卫生，食物宜新鲜、清洁。哺乳期母亲不宜过食辛辣刺激之物。

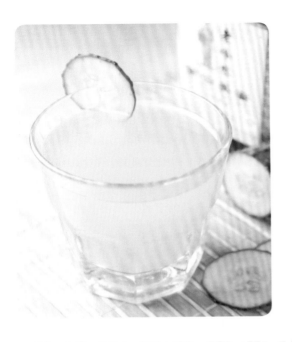

黄瓜汁

食材 黄瓜 140 克，蜂蜜 25 克。

步骤

1. 将洗净的黄瓜去皮，切小块。
2. 取榨汁机，倒入黄瓜块、蜂蜜，注入纯净水，榨出蔬菜汁。
3. 断电后滤出黄瓜汁，装入杯中即可。
4. 用于实热证，分次食用。

玉米胡萝卜粥

食材 玉米粒 250 克，胡萝卜 100 克，水发大米 150 克。

步骤

1. 砂锅中注入适量的清水，大火烧开。
2. 倒入备好的大米、胡萝卜、玉米，搅拌片刻。
3. 盖上锅盖，煮开后转小火煮 30 分钟至熟软，持续搅拌片刻即可。
4. 用于实热证，分次食用。

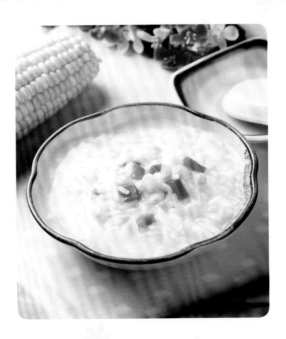

小儿腹泻

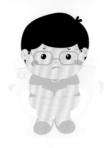

腹泻病同样是儿童的常见病，中医称为"泄泻"。有关资料表明，我国 5 岁以下儿童腹泻病的年发病率为 20.1%，平均每个儿童年发病 3.5 次，其死亡率约为 0.35%。因此，对小儿腹泻病的防治要十分重视。在药物治疗的同时辅以食疗，疗效会更好。小儿泄泻一症，多因饮食不节、不洁，喂养不当，感受风寒，损伤脾胃，导致胃之受纳、脾之运化功能失调，水反为湿，谷反为滞，清浊不分并走于大肠而成。故本病的食疗须辨清寒热虚实。

日常护理要点

（1）及时补充水分，严重脱水者要立即送至医院进行静脉输液。

（2）注意小儿腹部的保暖，以免腹部受凉使肠蠕动加快而加重腹泻。患儿每次大便后，要用温水洗净臀部，涂些甘油、护肤脂或爽身粉，脏衣裤、尿布、便盆、餐具、玩具及护理者的双手都要予以及时彻底消毒。

（3）平时应加强小儿的户外活动，提高其对自然环境的适应能力，增强体质，提高机体抵抗力，避免感染各种疾病。

（4）小儿的衣着应随气温的升降而减增，避免过热，夜晚睡觉要避免腹部受凉。夏季应多喂水，调整好孩子的饮食，以减轻胃肠道的负担，避免饮食过量或食用含脂肪多的食物。经常进行温水浴。

饮食调理原则

腹泻期间，进食要遵循"少吃多餐、由少到多、由稀到浓"的原则。忌食富含纤维素的水果和蔬菜，因为纤维质、半纤维质均有促进肠道蠕动的作用，会加重腹泻。牛奶食用后在肠道内会导致胀气，故不宜食，但酸牛奶含有乳酸菌，能抑制肠内有害细菌，可以少量食用。易导致胀气的食物还有豆类物质及豆制品。糖类到肠内常会引起发酵而加重胀气，故在腹泻有胀气时不应吃糖或少吃糖，小孩吃完药后也不宜用糖来矫正口苦。

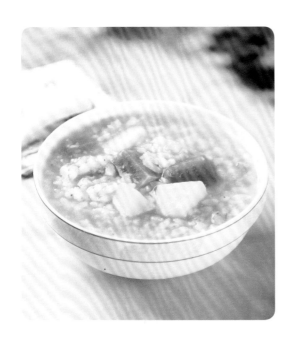

焦米南瓜苹果粥

食材　大米、南瓜肉各140克，苹果125克。

步骤

1. 南瓜肉切小块；苹果去皮，切小块。

2. 锅置火上，倒入大米，炒出香味，转小火，炒至呈焦黄色，盛出装盘。

3. 砂锅中注水烧热，倒入大米，拌匀，煮至米粒变软。

4. 倒入南瓜肉，放入苹果块，搅散、继续煮至食材熟透即可。

5. 用于伤食泻，分次食用。

山药脆饼

食材　面粉90克，山药泥120克，豆沙50克，白糖30克，食用油适量。

步骤

1. 将山药泥放入碗中，倒入80克面粉，注入适量清水，拌匀，揉搓成光滑面团，套上保鲜袋，饧发30分钟。

2. 取出面团，用擀面杖擀成薄面皮，放入适量豆沙，收紧开口，压扁成圆饼生坯。

3. 用油起锅，放入饼坯，煎至两面焦黄、熟透，最后均匀撒上白糖即可。

4. 用于脾虚泻，分次食用。

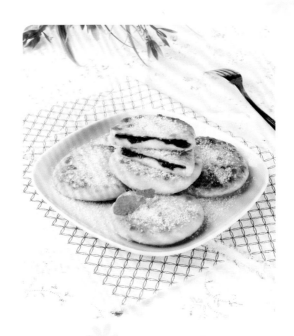

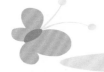
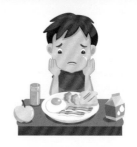

厌食

　　小儿厌食多因喂养不当、饮食不调、损伤脾胃，导致胃失受纳、脾失健运而成，其主要的症状有呕吐、食欲不振、腹泻、便秘、腹胀、腹痛和便血等。本症的饮食调护首先当掌握合理的喂养方法，以定时、定量、定质为原则，纠正挑食、偏食、过食生冷或肥厚等不良习惯，养成正餐前不吃零食、睡前 1 小时不饮食的良好习惯，根据小儿不同的年龄阶段，给予品种多样、容易消化的食品。

日常护理要点

　　（1）保证充足睡眠，适量活动，定时排便，合理的生活作息能诱发、调动、保护和促进食欲。

　　（2）改善进餐环境，排除各种干扰，让孩子专心吃饭。

　　（3）经常带幼儿到空气清新的绿化地带进行户外活动。这有利于幼儿对钙、磷等的吸收，且能增强呼吸道对外界气候变化的适应能力。

　　（4）在气候稍有变化时，幼儿的衣服不宜增加得过快。在添加时也应与气温变化相适应，一般以幼儿的后颈部无汗湿为宜。在幼儿活动后要保持内衣干燥。对汗多的幼儿，可在其活动时在背部垫上一块小毛巾，并在运动后及时抽去。

饮食调理原则

　　（1）应注意饮食的调节，合理搭配食物，并注意一日三餐的色、香、味，以促进小儿食欲。

　　（2）纠正偏食挑食，保证必需营养供给。并注意胃部保暖，不食冷饮。

　　（3）适当药补幼儿所缺乏的微量元素制剂，如钙片、葡萄糖酸锌等。

　　（4）3 岁以内婴幼儿，由于没有生长臼齿，食物应切细、煮烂，这样有利于婴幼儿的消化吸收。

　　（5）注重脾胃的日常调护，可以用健脾的食疗方调治以固本。给孩子的食物要有选择，家长应该了解哪些食物不易消化，哪些容易消化，哪些食物是孩子必需的，给孩子选择适合的食物。

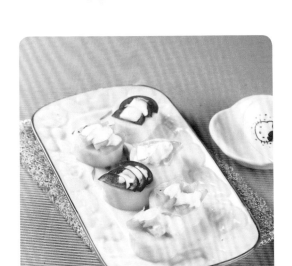

 水果豆腐沙拉

食 材　橙子 40 克，日本豆腐 70 克，猕猴桃 30 克，圣女果 25 克，酸奶 30 毫升。

步 骤

1. 将日本豆腐切块，放入沸水中煮熟，捞出，摆入盘中备用。
2. 将橙子、猕猴桃去皮切片，圣女果切片。
3. 把切好的水果摆在日本豆腐上。
4. 挤上酸奶即可。
5. 用于积滞证，分次食用。

 香蕉粥

食 材　去皮香蕉 250 克，水发大米 400 克。

步 骤

1. 将洗净的香蕉切丁。
2. 砂锅中注入适量清水烧开，倒入大米，拌匀，大火煮 20 分钟至熟。
3. 放入香蕉，继续煮 2 分钟至食材熟软，搅拌均匀。
4. 将煮好的粥盛出，装入碗中即可。
5. 用于积滞证，分次食用。

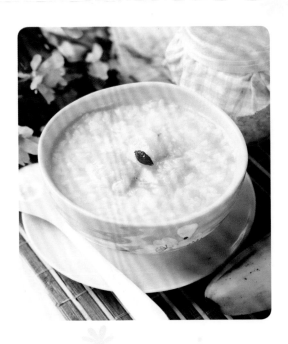

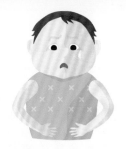

单纯性肥胖症

单纯性肥胖症是由于长期能量摄入超过人体的消耗，导致体内脂肪积聚、体重超过一定范围的一种营养障碍性疾病。临床以体重超过标准体重的 20% 以上为界限线。凡体重超过按身高计算的标准体重的 20% ~ 30% 者为轻度肥胖，超过 30% ~ 50% 者为中度肥胖，超过 50% 者为重度肥胖。

患儿食量明显超过正常儿，喜甜食及肉类等含脂量较高的食物。多余脂肪积聚在乳部、腹部、臀部及肩部。本病任何年龄均可发生。1 岁以下婴儿，5 ~ 6 岁儿童及青少年尤易发病。中医认为该病以虚为本，气滞、痰浊、湿浊为标，辨证为胃热湿阻、脾虚痰湿、肝热夹湿。治疗以攻补兼施，灵活施为。过度肥胖可继发各种疾病，如冠心病、高血压、高脂血症、脂肪肝等，所以应当重视，早期防治。控制饮食和增加运动是减肥的两大法宝，食物疗法是防治肥胖的综合措施之一，有良好的作用。

日常护理要点

（1）解除精神负担：家长首先不能歧视肥胖的孩子，而是要让孩子认识肥胖的危害，激发孩子自发减肥的动态。

（2）适当运动：推荐患儿参加慢跑、散步、快步走、骑单车、柔软操、太极拳、乒乓球及轻度游泳等运动。但不提倡激烈运动，剧烈运动会导致食欲激增，应避免。

（3）不主张选用西医减肥药，尤其是含西布曲明的减肥药，因为西布曲明有导致厌食、失眠、思维异常、血压升高等 19 种副作用。

饮食调理原则

培养孩子养成良好的进食习惯，避免吃糖果、糕点等甜的零食和干果类零食，禁止暴饮暴食，积极参加体育运动。对超重小儿要限制食物摄入量，使体重接近于标准范围。一旦小儿出现肥胖，就应及早进行综合治疗，尽早使其得以控制。

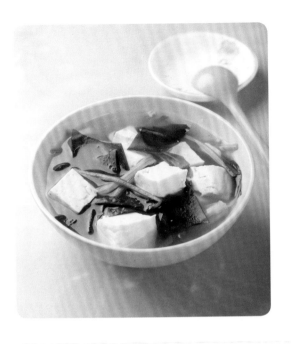

 菠菜豆腐汤

食材 菠菜 120 克，豆腐 200 克，水发海带 150 克，盐 2 克。

步骤

1. 将海带切小块，洗好的菠菜切段，豆腐切小方块。
2. 锅中注入适量清水烧开，倒入切好的海带、豆腐，拌匀，用大火煮 2 分钟。
3. 倒入菠菜，拌匀，略煮片刻，加入盐，拌匀即可。分次食用。

 鲜虾丸子清汤

食材 虾肉 50 克，蛋清 20 克，包菜 30 克，菠菜 30 克，盐适量。

步骤

1. 将洗净的菠菜、包菜切碎。
2. 虾肉去虾线，剁成泥状，加入蛋清，拌匀。
3. 锅中注水烧开，倒入包菜碎、菠菜碎，搅拌片刻，捞出沥干。
4. 另起锅，注水烧开，用勺子将虾泥制成丸子，逐一放入热水中，再倒入氽过水的食材，搅拌片刻即可。分次食用。

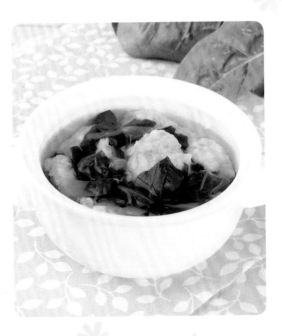

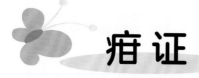

疳证

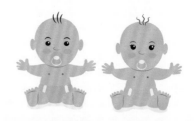

疳证，又称疳积，简称为"疳"，是由于喂养不当或多种疾病影响，导致脾胃受损、气液耗伤而形成的一种慢性疾病，相当于西医的营养不良。临床以形体消瘦，皮肤干燥，毛发枯焦，神情烦躁或呆钝，甚则头大颈细、肚大青筋显露、饮食异常为特征。因久病会影响生长发育，故前代医家将疳证与麻疹、天花、惊风称为对儿童损害最严重的儿科四大证。

本病发病无明显季节性特征，各年龄阶段皆可出现，临床以5岁以下小儿多见。本病以八纲辨证，辨常证、变证，常证分疳气、疳积、干疳。变证依累及部位分为眼疳、口疳、疳肿胀。本病经恰当治疗，绝大多数患儿均可治愈，仅少数重症或有严重兼症者，预后较差。

日常护理要点

护理对疳证患儿极为重要，因其极度虚弱，抵抗力低下，故必须注意生活环境的舒适、清洁，室内阳光要充足，温度适宜，空气新鲜。若患儿四肢不温，则应注意保暖。定时测量并记录患儿的体重和身高，以检验治疗效果。每周测量2次。

减少疳证的发生主要靠家庭预防，父母应做到以下三点：

（1）定期检查孩子的各项生长发育指标，如身高、体重、乳牙数目等，尽早发现小儿在生长发育上的偏离，尽早加以矫治。

（2）积极预防治疗各种传染病及感染性疾病，特别是肺炎、腹泻，保证孩子胃肠道的正常消化吸收功能。

（3）合理安排孩子的生活作息时间，常开展户外活动及体育锻炼，增强体质。

饮食调理原则

在饮食上必须定时定量，少食零食、冰制品。食物以稀、软、少渣、少油腻为原则，要易于消化而营养丰富，以少量多餐为宜。添加辅食应掌握先稀后干、先素后荤、先少后多的原则，合理喂养。

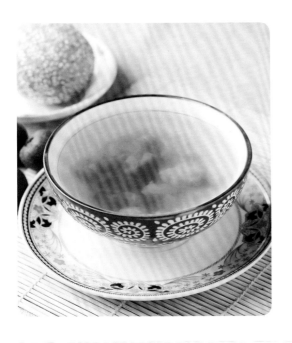

 山楂水

食材　鲜山楂 75 克，白糖适量。

步骤

1. 山楂洗净，去蒂去核，切成小块。
2. 砂锅中注水，放入山楂，加盖烧开后用小火煮 15 分钟至熟。
3. 揭盖，加入少许白糖，搅拌均匀，煮至溶化即可。分次食用。

 猪骨胡萝卜泥

食材　猪骨 120 克，胡萝卜 1 根，盐适量。

步骤

1. 将胡萝卜洗净，去皮，切成块；猪骨洗净，切成块。
2. 锅中注入水烧开，放入猪骨，焯水片刻，去除血水，捞出，沥干备用。
3. 另起锅，放入胡萝卜、猪骨，煲至胡萝卜熟软。
4. 盛出，把胡萝卜压成泥即可。分次食用。

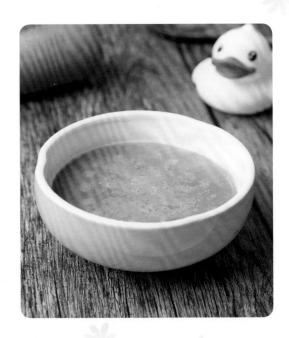

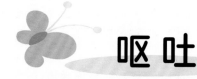
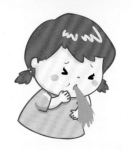

呕 吐

呕吐是因胃失和降，气逆于上，以致乳食由胃中上逆经口而出的一种常见病证。本证发生无年龄和季节特征，尤以婴幼儿及夏季易于发生。凡内伤乳食、大惊卒恐，以及其他脏腑疾病影响到胃的功能，而致胃气上逆，均可引起呕吐。如能治疗及时，预后尚好。本证辨证，结合脏腑、寒热、食积分证，分为乳食积滞、胃热气逆、脾胃虚寒、肝气犯胃各型。治疗以和胃降逆止吐为标，审因论治为本。其间较轻者进食少量易消化流质或半流质饮食，较重者应禁食，然后用少许生姜汁滴入口中，再用米汁内服。必要时补液。适当的食物疗法可以固护胃气，减轻症状。值得注意的是，临床上有的呕吐是因咽喉炎引起，这种情况的小孩多有积滞，常会伴随发烧的出现。

日常护理要点

（1）呕吐时要让患儿侧卧，以防呕吐物呛入气管。

（2）再发性呕吐患儿在禁食期间可少量多次饮凉开水或冰水，喝温水易引起呕吐。呕吐停止或减轻后，可给予少量、较稠、微温、易消化食物，如米汤等流质饮食。

（3）给小儿服药时药液不要太热，服药宜缓，可采用少量多次服法，必要时可服一口，停一会儿，然后再服。

饮食调理原则

饮食宜按需施食，不宜太饱，食物宜新鲜、卫生。一定不要吃不易消化或生冷的食物，吃稀饭最好，饮食要清淡，多喝水，补充充足的水分。呕吐较轻者，可以进食易消化的流质食物，宜少量多次进食。呕吐较重者，应该暂时禁食。

患儿宜多吃一些具有养阴生津的食物，如小米粥、面食；各种杂粮制品，如大豆、豇豆等；营养丰富而不易生内热的牛奶、鸡蛋、瘦肉和鱼肉等；含维生素种类多的水果和蔬菜，如苹果、香蕉、葡萄、山楂等。吐后应先食用流食、半流食，再逐渐过渡到普通饮食。

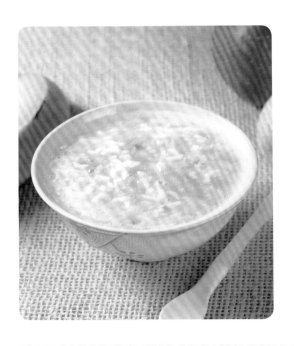

 ## 苹果梨香蕉粥

食材　水发大米 80 克，香蕉 90 克，苹果
75 克，梨 60 克。

步骤

1. 将苹果去皮，切块；梨去皮，切丁；香
蕉去皮，剁碎。
2. 锅中注水烧开，倒入大米，拌匀，煮至
熟软。
3. 倒入梨、苹果、香蕉，搅拌均匀，略煮
片刻即可。
4. 用于积滞证，分次食用。

 ## 鲈鱼花菜粥

食材　白米粥 50 克，鲈鱼 50 克，绿花菜
10 克，薏米粉 15 克。

步骤

1. 将鲈鱼洗净，煮熟后去刺和皮，捣碎鱼肉。
2. 绿花菜洗净，汆烫后取花蕾剁碎。
3. 锅中放入白米粥和水煮滚，再加入所有
材料，煮熟即可。
4. 用于寒湿证，分次食用。

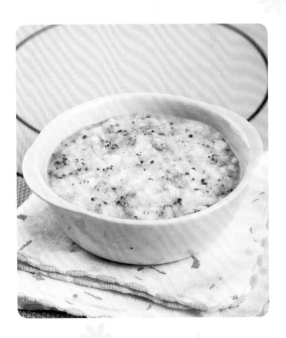

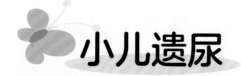

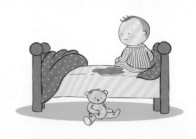

小儿遗尿

小儿5周岁以后仍睡时遗尿，属不正常，食疗为必不可少的辅助治疗手段。中医认为，小儿遗尿共分为下元虚寒、肺脾气虚及肝经郁热三型，据临床观察，小儿以下元虚寒及肺脾气虚者多见。食疗总的原则是睡前尽量少食水分含量高的食物，平素忌食生冷寒凉瓜果。

日常护理要点

（1）要理解孩子尿床并不是故意行为，而是一种疾病；培养孩子的主观排尿意识，让孩子树立信心。绝不能在小儿遗尿时加以责骂、讥讽、处罚等，否则会加重患儿的心理负担。

（2）晚餐后，临睡前1小时内尽量不要再进食，不要进行时间过长或过度兴奋的活动，临睡前让患儿养成温水泡脚、敷脐的习惯。

（3）可在患儿经常遗尿的时间之前叫醒他，最好培养其自醒（如闹钟叫醒）习惯，使其习惯于醒觉时主动排尿。

（4）除了食疗，尚可配合沐足、艾灸、拔罐、小儿推拿等进行综合治疗。

饮食调理原则

如果患儿无其他兼有病症，普通饮食即可；如果感染其他疾病，就要按照所感染疾病的饮食原则进行调理。

体质瘦弱、面白苍白、怕冷少动、小便清长等肾气不足患儿宜吃温补固涩食物，如糯米、鸡内金、鱼鳔、山药、莲子、韭菜、黑芝麻、桂圆、乌梅等。体质强壮、面色红润、怕热好动、小便黄赤等肝胆火旺者宜吃清补食物，如粳米、山药、莲子、鸡内金、豆腐、银耳、绿豆、鸭肉等，要以新鲜蔬菜、水果为主，忌吃辛辣燥热温补食物。

患儿晚餐宜吃干饭，不宜吃流质食物，以减少摄水量。白天可正常喝水，晚饭后要适当控制饮水量，临睡前2小时要严格限制饮水，直到身体康复。

患儿忌吃玉米、薏米、赤小豆、鲤鱼、西瓜等利尿食物，以免加重病情。

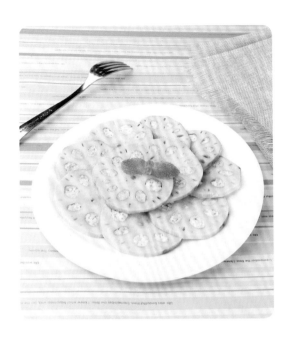

 糯米莲藕

食材 水发糯米 95 克，莲藕 110 克，蜂蜜 30 克。

步骤

1. 将泡发好的糯米灌入洗净干净的莲藕的小洞中，备用。
2. 电蒸锅注水烧开，放入莲藕，蒸 1 小时至熟透，取出，放凉。
3. 将放凉的莲藕切成均匀的片状，将藕片摆入盘中，浇上蜂蜜即可。分次食用。

 板栗糊

食材 板栗肉 150 克，白糖 10 克。

步骤

1. 将洗净的板栗肉对半切开，改切成小块。
2. 取榨汁机，倒入板栗肉，注入清水，榨取板栗汁，装入碗中。
3. 砂锅置于火上，倒入板栗汁，煮约 3 分钟，至其呈糊状，搅拌，撒上白糖，搅拌片刻，煮至白糖完全溶化，盛出板栗糊，装入碗中即可。分次食用。

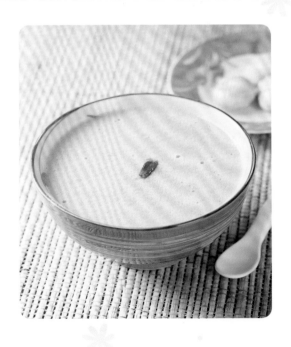

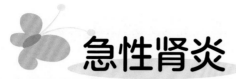

急性肾炎

小儿急性肾炎为儿童常见病之一，是一种以肾脏病变为主的全身性感染免疫性疾病，多发于 5～10 岁的儿童，常于扁桃体炎、脓疱疮、急性咽喉炎感染后 1～4 周起病。由于本病是一种感染后免疫反应引起的肾病病变，所以预防感染对本病的发生有直接且重要的意义，特别是急性扁桃体炎、猩红热、脓皮病等感染，应及早治疗。

中医认为，急性肾炎病位在肾，与肺脾相关，施治以宣肺利尿、凉血解毒为主，恢复期以清热利湿为主，佐以养阴。早期不可温补。

日常护理要点

（1）让患儿卧床休息，保持室内安静，注意通风，但同时应防止感冒。

（2）保持二便通畅。大便秘结者可服用麻仁丸等，以润肠通便。

（3）有外感发热者，服发汗药后要注意观察其出汗情况，汗后要及时拭干，保持皮肤干燥。

（4）定期复查：在发病最初的 3 个月内，每周验尿常规 1～2 次，病情稳定后每周验尿常规 1 次，以观察病情变化，防止复发。

（5）平日中要注意患儿的皮肤卫生，勤换衣、勤洗澡，尤其是在夏秋季节，要防止蚊虫叮咬及皮肤感染。

饮食调理原则

（1）低蛋白、低磷饮食：蛋白质供给量要据病情而定，以减轻肾脏负担。可适当选用优质蛋白，如鸡蛋、牛奶、瘦肉、鱼肉等。低磷食物主要有藕粉、白菜、卷心菜、芹菜、菠菜等。通过限制蛋白质的摄入也可达到低磷的目的。

（2）补充维生素和铁：患儿应注意进食适量富含维生素的食物，如新鲜蔬菜及水果，以防维生素缺乏。恢复期可多供给山药、红枣、桂圆、莲子、银耳等有滋补作用的食物。患儿还应选用一些含铁质丰富的食物，如猪肝、鸡蛋、西红柿、红枣以及绿叶蔬菜等，同时也要注意叶酸及维生素 B_{12} 的补充。

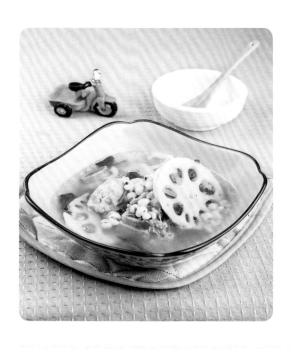

莲藕薏米排骨汤

食材 排骨 300 克，莲藕 50 克，薏米 20 克，香菜末、盐各适量。

步骤

1. 将莲藕洗净，去皮切片；薏米洗净，用水泡开。
2. 排骨洗净，剁成小块，放入滚水中汆烫去血水。
3. 锅中加水、排骨、莲藕、薏米，煮沸后转中小火继续煮 45 分钟。
4. 加入香菜末、盐调味即可。分次食用。

红薯莲子银耳汤

食材 红薯 130 克，水发莲子 150 克，水发银耳 200 克，白糖适量。

步骤

1. 将银耳洗净，去掉根部，撕成小朵；红薯切丁。
2. 锅中注水烧开，倒入莲子、银耳，小火煮约 30 分钟。
3. 倒入红薯丁，小火续煮约 15 分钟至食材熟透，揭盖，加入少许白糖，煮至溶化即可。分次食用。

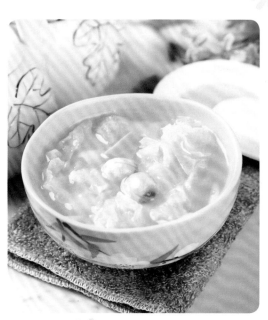

肾病综合征

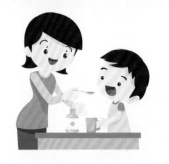

肾病综合征简称"肾综"，俗称"腰子病"，属中医水肿范畴，是儿科中较为常见的一种肾脏疾病。它的特点是患儿明显浮肿，清晨起床时眼睑浮肿，睁眼时有沉重感，接着是面部浮肿，几天内蔓延到全身，用手按压水肿的地方会出现明显的下陷，很难复原。少数儿童还会有外阴部水肿、尿量减少的现象。

本证以虚证为主，故不宜饮用生冷寒凉攻伐之品，且由于早期水肿明显，故饮食不宜过咸，以免伤及肾气。宜食营养价值高、易消化食物，且要注意饮食的合理搭配。

日常护理要点

（1）起居有时，慎照阳光：安排好孩子的作息时间，尽量让孩子得到充分的休息。患儿本身免疫功能低下，要慎照日光，以免出现皮肤炎症加重病情。

（2）适当运动，讲究卫生：适当的体育运动对身体康复有益。要注意孩子的个人卫生，勤给孩子洗澡换衣，保持皮肤清洁，防止皮肤感染，疾病复发。

（3）注意根据气候变化给孩子增减衣服，预防感冒。高度重视治疗过程中的每一个细节，一旦出现感染应积极诊治。

（4）给孩子用药一定要在医生的指导下进行，家长要督促孩子按时按量服药，不能随意减量和停药，以免造成病情反复。

饮食调理原则

患儿浮肿严重时要完全忌盐，并稍微限制饮水量。经治疗尿量增加后，宜采取低盐饮食方法，每天吃盐 1 ～ 3 克。在浮肿和高血压消失后，才可逐渐正常饮食，但也要清淡，不可过咸。馒头和苏打饼干中也含有钠，最好不要给孩子吃。可以让孩子吃一些新鲜蔬菜和水果，以补充维生素。肉类、蛋类、豆类都含有较多蛋白质，可以增加此类食物。

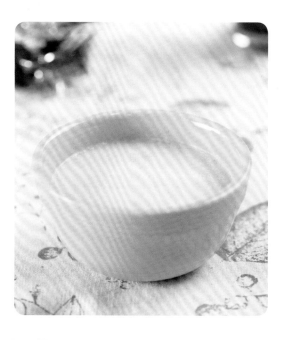

莲藕汁

食材 莲藕 120 克，蜂蜜适量。

步骤

1. 将洗净的莲藕切成厚片,切条,再切成丁。

2. 取榨汁机,选择搅拌刀座组合,倒入莲藕,加入纯净水,榨出莲藕汁。

3. 揭开盖,加入蜂蜜,搅拌均匀,将榨好的莲藕汁倒入杯中即可。

4. 微加热,温服,分次食用。1岁以内不用。

莴笋莲雾柠檬汁

食材 去皮莴笋 70 克，莲雾 100 克，柠檬汁 40 毫升。

步骤

1. 将洗净去皮的莴笋切块；洗净的莲雾切块。

2. 榨汁机中倒入莴笋块、莲雾块、柠檬汁,注入凉开水,榨约 20 秒成蔬果汁。

3. 断电后将蔬果汁倒入杯中即可。

4. 用于有湿热表现者,分次食用。

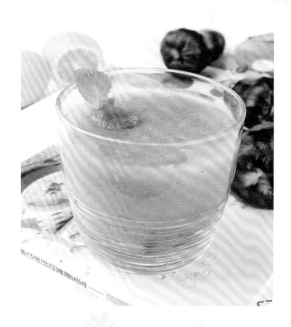

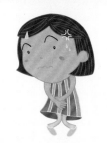

泌尿道感染

泌尿道感染简称"尿感"，又称泌尿系统感染，是小儿多发病和常见病之一，仅次于呼吸道和消化道感染。"尿感"可发生于小儿任何年龄，2岁以下的宝宝发病率尤其高，其中女孩发病率为男孩的3～4倍，但在新生儿期或婴幼儿早期，男孩发病高于女孩。由于其在小儿期症状多不典型，容易被家长与医生忽视和误诊。尽早发现、准确诊断、规范治疗、定期追踪，是治疗宝宝尿感的原则。

泌尿道感染属中医的"淋证"范畴。中医认为淋证主要是由于感受湿热之邪，蕴结于下焦，使膀胱气化功能失常所致。中医治疗原则为清利下焦湿热为主，西医治疗目的是控制症状，根除病原体，去除诱发因素，预防再发。家长要鼓励患儿进食，供给足够的热量、丰富的蛋白质和维生素，以增强机体的抵抗力。

日常护理要点

（1）鼓励患儿多饮水，从而使其多排尿，保持会阴部清洁干燥。

（2）密切观察患儿的病情变化。

（3）按医嘱应用抗菌药物，注意药物副作用的影响。

（4）让患儿养成良好的卫生习惯，避免感染。

（5）泌尿道感染的婴幼儿常伴有高热，可采用物理降温（冷敷额头、温水擦浴或酒精擦浴）或药物降温。

饮食调理原则

饮食宜清淡，多给宝宝喝开水，使便尿量增多，有利于冲洗尿道，使细菌无隐患之地，并可使细菌毒素及炎症分泌物排出。应多喝些碱性饮料，如胡萝卜汁、苹果汁，可以碱化尿液，以减轻尿频、尿急症状。可多吃些西瓜、冬瓜、苦瓜、金银花露，有清热、利尿、解毒作用。忌吃辛辣、燥热刺激性及温热性食物，如生姜、辣椒、大蒜、羊肉、狗肉等。

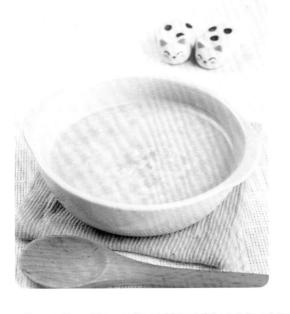

冬瓜瘦肉粥

食材 白米粥60克，瘦猪肉、冬瓜各20克，昆布高汤适量。

步骤

1. 冬瓜洗净去皮，蒸熟后捣碎。
2. 锅中放入白米粥和昆布汤，煮沸后，再加入瘦猪肉一起熬煮。
3. 最后放入碎冬瓜一起熬煮片刻即可。分次食用。

火腿莲藕粥

食材 白米粥30克，莲藕20克，火腿20克，高汤适量。

步骤

1. 莲藕洗净去皮，切碎；火腿洗净切丁，烫熟。
2. 锅中放入白米粥、高汤、莲藕和火腿，煮沸。
3. 再转中火继续煮至食材软烂即可。分次食用。

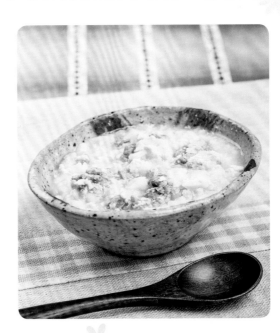

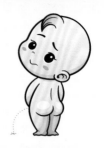

神经性尿频

神经性尿频症指非感染性尿频尿急，是一个独立的儿科疾病，患儿年龄一般在 2 ~ 11 岁，多发生于学龄前儿童。其发病特点为尿频，每 2 ~ 10 分钟一次，患儿尿急，一要小便就片刻不能忍耐，较小患儿经常因此尿裤子，可继发尿路感染或阴部湿疹。诱发本病的主要原因，一是小儿大脑皮层发育尚不够完善，容易受外界不良刺激的影响而出现障碍；二是孩子生活中有一些引起精神紧张、对精神状态造成不良刺激的因素，例如生活环境的改变，对入托儿所和学校的心理准备不足，父母的突然分离，亲人的死亡，或对某种动物的惧怕等都可能使小儿精神紧张、焦虑，使其控抑制排尿的功能发生障碍，表现为小便次数增多。

日常护理要点

（1）不要对小儿尿频过分关注或横加指责，更不要打骂和训斥，要鼓励小儿将两次排尿间隙的时间尽可能延长，并记录每天两次排尿间隙的最长时间，如有进步，可适当给予奖励。

（2）进行心理疏导，要反复告诉孩子，他是健康的，尿频症状会很快改善，消除他们的心理负担，并鼓励他们说出心中的烦恼。

（3）适当鼓励患儿，与孩子共同玩耍，一起参加户外活动，转移他们的注意力。关心他们提出的问题，给予认真的解释，使他们对害怕担心的问题有一个正确的认识，以尽快恢复到轻松愉快的心境之中。

饮食调理原则

饮食宜清淡，控制食盐的摄取量，适当饮水，多吃新鲜的瓜果蔬菜。急性期可适当多吃西瓜、雪梨、冬瓜等清热生津食物。脾肾气虚患儿宜多吃益肾固摄食物，如莲子、芡实、核桃、板栗等。尿频者体内失钾较多，应多吃含钾丰富的食物，如香菇、白菜、豆类、花生、核桃、西瓜、雪梨、香蕉等。

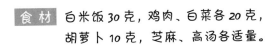

鸡肉白菜萝卜粥

食材 白米饭30克，鸡肉、白菜各20克，胡萝卜10克，芝麻、高汤各适量。

步骤

1. 鸡肉煮熟、剁碎；芝麻磨碎。
2. 白菜、胡萝卜洗净，汆烫后切碎。
3. 白米饭加高汤熬成粥，加入蔬菜、鸡胸肉、芝麻，略煮片刻即可。分次食用。

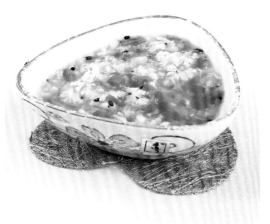

山药秋葵

食材 山药30克，秋葵1根。

步骤

1. 山药洗净，去皮后煮熟，压成泥。
2. 秋葵洗净，去头尾后烫熟切碎末。
3. 将秋葵和山药泥搅拌均匀即可。分次食用。

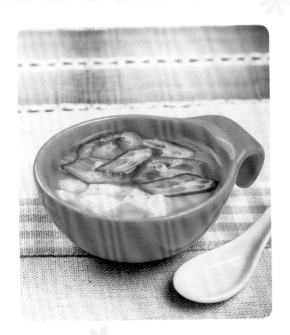

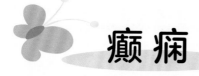

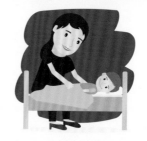

癫痫

癫痫俗称"羊儿风""羊痫风""羊羔风"，是一种小儿常见的病因复杂、反复发作的神经系统综合征，以突然昏迷、不省人事为典型症状，一般4～8岁患儿多为小发作，也可伴有大发作。其病机多为痰浊蔽阻心窍，故一般病人的饮食当以清淡为主，以使肠道通畅，避免浊气填塞。在痫发频繁期间，宜节控饮食，且应食用易于消化的食物，以防发作时由于中焦满塞、阻滞气机，造成不良后果。

日常护理要点

（1）定期带患儿到医院复查，注意观察药物的毒副作用。

（2）合理安排病儿的生活、学习，保证充分的休息，避免睡眠不足及情绪波动。

（3）注意患儿的安全，禁止其单独游泳及攀高，防止坠床或摔伤。发作时禁止强行服药或进水、进食，避免用强力阻止病儿抽动，以免发生骨折和其他意外。

（4）病儿抽搐时应将其头偏向一侧，将下颌托起，防止舌头后倒引起窒息。必要时备有牙垫，以防舌及口唇被咬伤。

（5）要规范治疗，治疗癫痫的药物并不会影响孩子的发育，不可擅自停药，否则易导致病情反复、加重。

饮食调理原则

癫痫患儿的日常饮食应少盐多醋，清淡不宜咸。发作期饮食：补充锌、钙丰富的食物，能镇静中枢神经系统，抑制神经细胞的兴奋性。含钙丰富的食物有芹菜、雪里蕻、油菜、小白菜、荠菜、榨菜、红果、干酸枣、炒杏仁、炒南瓜子、榛子、猪腰、牛奶、咸鸭蛋、蛋黄、小黄鱼、海参、虾皮、芝麻酱等。治疗期饮食：日常饮食中注意减少碳水化合物的摄入，提高脂肪量，限制水分的过量摄入。可以选用的食物有小米、芝麻、小麦、大枣、黑豆、刀豆、胡桃、猪心、蜂蜜、山药、鸡蛋、绿色蔬菜、绿豆、胡萝卜、豌豆。

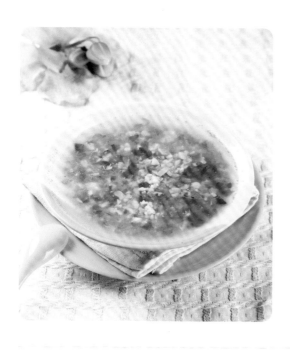

 玉米虾仁汤

食材 虾仁5只，玉米粒30克，西兰花80克，西红柿末10克，高汤80毫升。

步骤

1. 将虾仁洗净，去肠泥，氽烫后切碎。
2. 西兰花洗净切碎；玉米粒洗净压碎。
3. 热油锅，放入所有切碎的材料翻炒，再放入西红柿末和高汤，煮沸即可。
4. 用于虚证，分次食用。

 牛奶燕麦核桃粥

食材 燕麦片50克，核桃50克，牛奶250毫升，白糖适量。

步骤

1. 将核桃碾碎，把牛奶倒入奶锅中，中火烧开。
2. 倒入燕麦片和核桃碎，不停地搅拌，煮2分钟。
3. 然后在煮好的牛奶中放入白糖搅匀即可。
4. 用于虚证，分次食用。

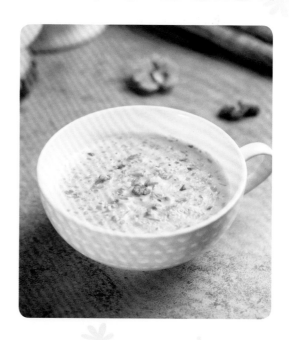

小儿多动症

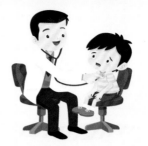

儿童多动症是儿童多动综合征的简称，即轻微脑功能障碍综合征，是一种比较常见的儿童心理障碍综合征。患儿智力正常或接近正常，活动过多（部分病例无活动过多的表现），注意力不集中，情绪不稳，冲动任性，并常伴有不同程度的学习困难。学龄儿童发病者相当多，占全体小学生1%～10%。男孩远较女孩多。早产儿童患此病较多。

本病病因未完全明了，临床症候变化多端，有虚实之不同，须对症治疗。其中，心理治疗非常重要，如果孩子没有突出表征，家长不要轻易带孩子到精神病院去就诊，否则会给孩子造成心理上的负担，也不要随便对孩子说"你有多动症"，否则会影响孩子的智力发展，增加精神负担。

日常护理要点

（1）让患儿少看电视、少上网。研究表明，儿童在学龄前看电视越多，7岁之后就越易出现注意力缺失。长时间看电视不仅会损害儿童的眼睛，而且会影响其后心理的健康发展。因此，每天应限制儿童看电视、上网的时间。

（2）合理安排孩子的日常生活，养成良好的生活和学习习惯，遵从规律的作息时间。

（3）训练孩子的感觉统合能力，最简单的方式有跳绳、打球、走平衡木、对墙打乒乓球、游泳等，这些运动简便，易于操作，训练效果也很不错。

（4）儿童在感冒期间用药会起不到应有的效果，可暂时停药，等孩子感冒病好了再继续。

饮食调理原则

要注意饮食多样化，忌偏食，适当减少高糖、高蛋白食物的摄入，多吃水果和新鲜绿叶蔬菜；常吃含钙丰富的食品，如奶制品、小鱼、小虾、骨头和鸡蛋等；多吃核桃、花生、芝麻、木耳等以改善脑神经功能，海产品如海带、紫菜、海蜇等也有一定镇静作用，对防止和减轻儿童多动症十分有益。

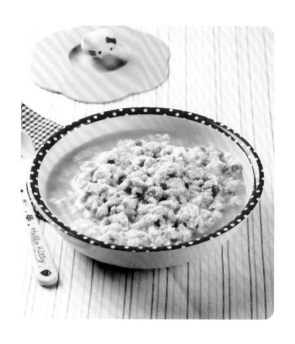

 虾仁豆腐泥

食材 虾仁 45 克，豆腐 180 克，胡萝卜 50 克，高汤 200 毫升，盐 2 克。

步骤

1. 将胡萝卜切粒，豆腐压碎。
2. 用牙签挑去虾仁的虾线，虾仁剁成碎末。
3. 锅中倒入适量高汤，放入胡萝卜粒。
4. 烧开后用小火煮 5 分钟至胡萝卜熟透。
5. 揭盖，放入盐，下入豆腐，搅匀煮沸。
6. 倒入虾肉末，搅拌均匀，煮片刻即可。分次食用。

 海带烧豆腐

食材 豆腐 200 克，海带 40 克，豌豆 50 克，盐、鸡粉各 3 克，生抽 5 毫升，水淀粉 10 毫升，食用油适量。

步骤

1. 将洗净的豆腐对半切开后，切成块；海带切成块。
2. 热锅注油烧热，放入豆腐，煎至焦黄色，倒入豌豆、生抽、清水、海带，加入盐，搅拌片刻，焖 3 分钟。
3. 加入鸡粉、水淀粉，拌匀，盛出盘中即可。分次食用。

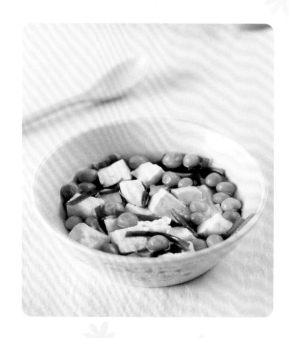

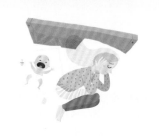

夜啼

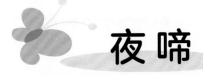

夜啼是指小儿白天能安静入睡，入夜则啼哭不安，时哭时止，或在夜晚固定时间啼哭，甚则通宵达旦的现象。此病多见于新生儿及婴儿。排除病因是治疗的首要，如外感发热、口疮、肠套叠、寒疝等所致的啼哭，应先予祛除病因。部分小儿是由于饥饿、惊恐、尿布潮湿、衣被过冷或过热等引起，属生理性活动，有针对性地进行处理，小儿很快能安静下来。所谓寒则痛而啼，热则烦而啼，惊则神不安而啼，确认夜啼无直接病因者，临床证型分为脾寒气滞、心经积热、惊恐伤神三种。

日常护理要点

（1）仔细观察，找出患儿啼哭的原因，以便对因治疗。

（2）卧室应保持清洁、安静。

（3）平时勿使小儿受到惊吓，以免使小儿因精神紧张而夜啼。

（4）小儿夜啼，不宜以巧克力、可可糖之类的糖果与饮料哄劝，这些都是含有兴奋性物质的食品，对病情不利。

（5）切忌滥用镇静药。

饮食调理原则

（1）从母亲怀孕期间开始调理，以免婴儿受母体积热或寒凉影响。孕妇怀孕期及哺乳期，饮食清淡，少食辛辣厚味食物或寒凉食物，多食新鲜蔬菜、水果，易消化又富于营养的食品。

（2）对于脾寒夜啼者，应注意腹部保暖，适当服食温中散寒之品，如在乳汁中或牛乳中滴几滴白豆蔻汁或生姜汁等。惊骇者可在每次哺乳时搽少量珍珠粉在母亲的乳头，哺乳后抹干净。

（3）中医有"胃不和而卧不安"之说，故应当高度注意夜啼孩子乳食喂养的合理性，切忌过饱而致"胃不和"，1周岁后小儿须戒掉半夜或临睡前喂食的习惯。

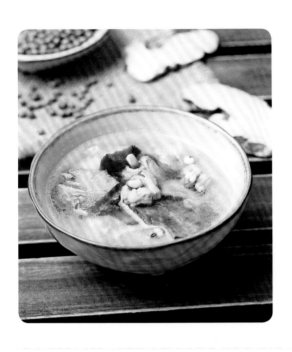

土茯苓绿豆老鸭汤

食材 绿豆250克，土茯苓20克，鸭肉块300克，盐2克，高汤适量，陈皮1片。

步骤

1. 鸭肉焯水，捞出后过冷水，盛入盘中，备用。
2. 另起锅，注入高汤烧开，加入鸭肉、绿豆、土茯苓、陈皮，拌匀，炖3小时至食材熟透。
3. 加入盐，搅拌入味，盛出即可。
4. 用于湿热证，分次食用。

猕猴桃香蕉豆奶昔

食材 猕猴桃1个，香蕉1根，酸奶50克，豆奶60克。

步骤

1. 猕猴桃去皮，切成丁；香蕉去皮，切成块。
2. 取榨汁机，倒入猕猴桃、香蕉、酸奶、豆奶，榨取果汁。
3. 倒入碗中，即可饮用。
4. 用于湿热证，分次食用。

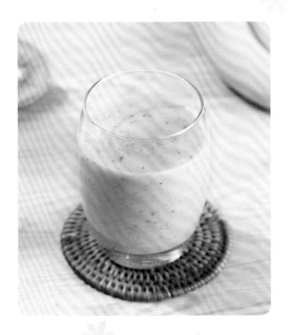

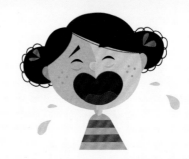

五迟五软

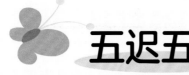

　　五迟是指立迟、行迟、发迟、齿迟和语迟。《医宗金鉴·幼科心法要诀》认为："小儿五迟之证，多因父母气血虚弱，先天有亏，致儿生下筋骨软弱，行步艰难，齿不速长，坐不能稳，要皆肾气不足之故。"

　　五软是指头项软、口软、手软、脚软和肌肉软，病发于小儿五六岁以内。五迟五软均属于小儿生长发育障碍病证。西医学上的脑发育不全、智力低下、脑性瘫痪、佝偻病等，均可见五迟五软证候。五迟以发育迟缓为特征，五软以痿软无力为主症，两者既可单独出现，也常互为并见。多数患儿由先天禀赋不足所致，证情较重，预后不良；少数由后天因素引起，若症状较轻，治疗及时，也可康复。五迟五软的病因主要为先天禀赋不足，亦有因后天失于调养所致。

　　五迟五软属于虚证，以补为治疗大法。根据证型不同，分别以补肾养肝、健脾养心施治。

日常护理要点

　　(1) 重视功能锻炼，加强智力训练和教育。

　　(2) 加强营养，科学调养。

　　(3) 用推拿法按摩痿软肢体，防止肌肉萎缩。

饮食调理原则

　　本病多为虚证，且以肝、肾、脾虚为主，故食疗当以补益肝肾、健脾养胃为法。此类患儿因活动少，消化功能更不成熟，故饮食喂养应灵活多变，一切以患儿消化状况为前提，切忌过度补充营养。

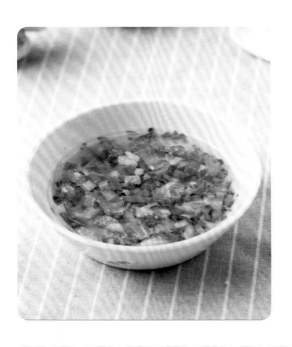

菠菜猪肝汤

食材　猪肝 90 克，菠菜 30 克，胡萝卜 25 克，西红柿 55 克，盐 2 克，高汤 200 毫升。

步骤

1. 先将所有食材洗净。菠菜切碎；猪肝切成粒；西红柿切成粒；胡萝卜切成粒。
2. 用油起锅，加入高汤、盐、胡萝卜、西红柿烧开。
3. 放入猪肝煮沸，下入菠菜拌匀，烧开后盛出即可。分次食用。

红枣枸杞米糊

食材　米碎 50 克，红枣 20 克，枸杞 10 克。

步骤

1. 把洗净的红枣切开，去除果核，再切成丁。
2. 取榨汁机，放入枸杞、红枣丁、米碎，拌至食材成碎末，取出搅拌好的食材，即成红枣米浆。
3. 将红枣米浆倒入汤锅中煮至糊状即可。分次食用。

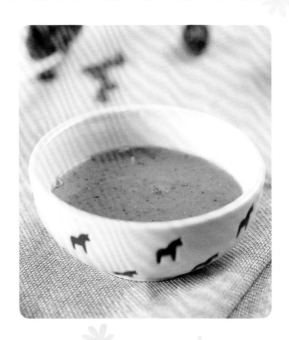

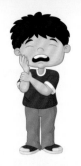

流行性腮腺炎

流行性腮腺炎俗称"痄腮""猪头肥""猪头疯""蛤蟆瘟""对耳风"，多见于儿童，偶见于成年人，是由腮腺炎时邪（腮腺炎病毒）引起的急性传染病。其特征为发热、耳下腮部肿胀、疼痛。一年四季均可发病，冬、春两季较易流行，易发于 3 ～ 5 岁的小儿。本病治愈后可获得终生免疫。

中医称其为"痄腮"，以经络辨证，同时辨常证、变证。常证分邪犯少阳、热毒壅盛；变证分邪陷心肝、毒窜睾腹。治疗的总则为清热解毒、软坚散结。其间饮食以流质、半流质为主，忌肥腻、辛辣、坚硬及酸性的食物。如调摄得当，治疗合理，能很快痊愈。素体虚弱或护理不当，可并发脑膜脑炎、睾丸炎、卵巢炎、胰腺炎等。

日常护理要点

（1）隔离患儿，让其卧床休息，直到腮腺肿胀完全消退。

（2）注意患儿的口腔清洁，清除口腔内的食物残渣，防止出现继发性细菌感染。

（3）居室要定时通风换气，保持空气流通。

（4）如果患儿发热超过 39℃，可采用头部冷敷、温水擦浴等方法，或在医生的指导下服用退热止痛药，以缓解症状。

（5）避免进食需要张大口并大力咀嚼的食物，以减轻腮部疼痛。

饮食调理原则

由于腮腺肿大可引起进食困难，因此要吃一些富有营养、易于消化的半流质食物或软食，如稀粥、素汤面、素汤粉、米汤、藕粉、橘子水，新鲜的水果汁、蔬菜汁及牛奶、鸡蛋花汤、豆浆等。忌吃油腻厚味、辛辣、甜味及干硬的食物，如酒、辣椒、咖喱、油炸烧烤食物，忌吃洋快餐类食品，以免刺激唾液腺分泌，使腮腺的肿痛加重。还应禁食酸味食物及冷饮。

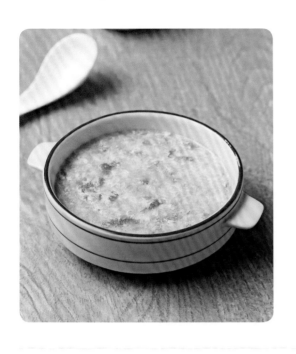

 西红柿鸡蛋汤

食材　西红柿 150 克，鸡蛋 1 个，葱花少许，盐 2 克，鸡粉 2 克，胡椒粉、食用油各适量。

步骤

1. 西红柿去蒂，切成瓣；鸡蛋打入碗中，调匀。
2. 锅中注入清水烧开，倒入食用油、西红柿，加入盐、鸡粉、胡椒粉，拌匀，煮沸。
3. 倒入鸡蛋液，撒上葱花，搅匀，盛出即可。分次食用。

 豆腐四季豆米糊

食材　豆腐 85 克，四季豆 75 克，大米 65 克，盐少许。

步骤

1. 豆腐切丁；四季豆切段，焯水，捞出沥干，备用。
2. 取榨汁机，放入四季豆和清水，榨取四季豆汁；将大米磨成米碎。
3. 汤锅中倒入四季豆汁和米碎，煮成米糊。
4. 再加入豆腐煮沸，下盐调味即可。分次食用。

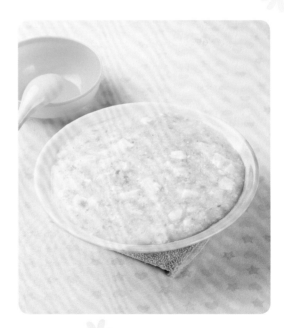

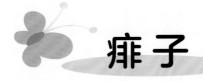

痱子

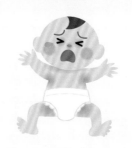

痱子又称"热痱""红色粟粒疹""汗证"，多发于夏季，多见于排汗调节功能较差的儿童和长期卧床病人。易出热痱者，多因湿邪内盛，既有脾虚湿重，也见湿热蕴结，虚实夹杂，小儿以脾虚湿盛为常见。

痱子分三种，即白痱子、红痱子和脓痱子。新生儿或婴幼儿生的痱子多为红色的小疙瘩，分布在腋下、额头、前胸等皮肤褶皱的地方，俗称白痱子。白痱子一般不痛不痒，无明显不适，2～3天后可自行消退，一般不需特殊处理，门诊中患有此种痱子的宝宝最多见。红痱子多表现为皮肤表面有红色小丘疹或丘疱疹，常突然出现并迅速增多。有的融成一片，以脸、颈、胸及皮肤褶皱处最为常见，并伴有明显的瘙痒感和灼热感，汗液浸湿后会有刺痛。家长应注意保持孩子的皮肤清洁。痱子继发细菌感染后，红色丘疹顶端出现黄色脓头，即为脓痱子。如果处理不及时，感染范围扩大，会形成皮肤疖肿，伴有发热、局部疼痛等症状。此时，除了注意保持孩子皮肤清洁外，还应给予抗感染治疗，并在饮食上加以调理。

日常护理要点

（1）注意保持皮肤清洁、干燥，每日数次用温水给孩子洗澡，洗澡后将身体擦干，局部搽痱子水等搽剂。

（2）勤给孩子剪指甲，保持双手洁净，以免因痱子瘙痒抓挠皮肤引起细菌感染。

（3）适当控制孩子户外活动的时间和活动量，居室内注意保持通风凉爽。

（4）孩子夏天的衣料应选择吸水、通气性好的薄型棉布，以免皮肤受到不良刺激。

饮食调理原则

饮食应清淡易消化，营养适当，可多补充一些富含蛋白质和维生素的食品，还应补充适量盐分，适当喂服藿香茶、绿豆汤、金银花露等防暑降温饮料。较小的宝宝可喂一些青菜水、雪梨汁，1岁以后的宝宝可每天喂服一些绿豆汤，或用菊花煮水代茶饮。

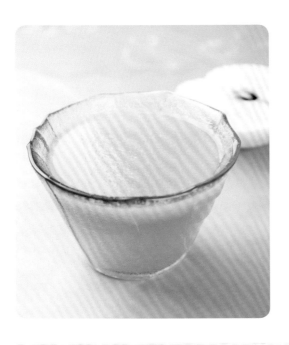

 雪梨汁

食材 雪梨 270 克。

步骤

1. 将洗净去皮的雪梨切开，去核，把果肉切成小块，备用。
2. 取榨汁机，选择搅拌刀座组合，倒入雪梨块，注入适量温开水，盖上盖。
3. 选择"榨汁"功能，榨取汁水，断电后倒入杯中，撇去浮沫即可。
4. 用于湿热证，分次食用。

 金银花连翘茶

食材 金银花 6 克，甘草、连翘各少许。

步骤

1. 砂锅中注入适量清水烧热，倒入备好的金银花、甘草、连翘。
2. 盖上盖，烧开后小火煮约 15 分钟至其析出营养成分。
3. 揭盖，搅拌均匀，关火后滤入茶杯中即可。
4. 用于湿热证，分次食用。

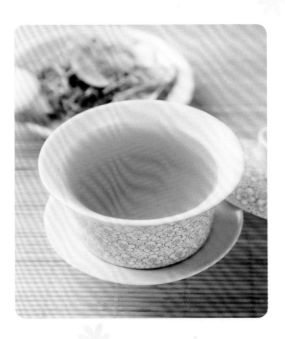

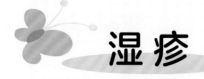

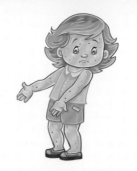

湿疹

　　婴幼儿湿疹也叫"胎毒""奶癣"，是一种小儿常见的皮肤病，属于变态反应性疾病，也叫过敏性疾病，以 1～6 个月的婴儿最为多见。

　　导致小儿发生湿疹的原因比较复杂，外界对皮肤的刺激、消化不良以及先天性的过敏体质都可能诱发此病。中医认为，湿疹一证，多因湿邪偏盛，有湿热，也有寒湿，更有脾虚湿盛者，可见有虚实寒热之不同，临证切不可均以湿热论治，因据临床观察，脾虚寒湿证尤为多见。

日常护理要点

　　（1）尽量避免让小儿接触可能引起过敏的物质。

　　（2）保持宝宝双手的清洁，经常帮宝宝剪手指甲。避免搔抓患处，以免感染。

　　（3）平时多注意小儿皮肤的保养，包括多饮水、多食蔬菜水果等。

　　（4）不要擅自给小儿用任何激素类药膏，必要时，要在医生指导下使用。

　　（5）注意居住环境的清洁杀虫，要勤换勤洗衣被，加强小儿的个人卫生。

饮食调理原则

　　属过敏体质或已发病者，饮食宜清淡，清淡少盐的食物可以减少湿疹的渗出液。可在日常饮食中选择一些清热利湿的食物，如芹菜、茭白、丝瓜、冬瓜等。干性湿疹的小儿要多喝水，多吃一些富含维生素 A 和维生素 B 的食物。不吃海鲜、牛羊肉、狗肉等发物，忌吃膏粱厚味、甘肥滋腻、生湿助湿的食物，忌吃酸涩和辛辣刺激性食物，忌吃性属温热助火食物，忌吃油煎炒炸、炙灼香燥熏烤的食物，避免诱发和加重病情。

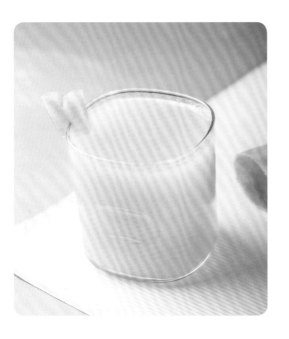

美味莴笋蔬果汁

食材 莴笋 100 克，哈密瓜 100 克，白糖 15 克。

步骤

1. 莴笋去皮切丁，哈密瓜切小块。
2. 锅中注入适量清水烧开，倒入莴笋，搅拌均匀，煮约半分钟，捞出待用。
3. 取榨汁机，倒入食材、清水，榨汁。
4. 断电后揭盖，加入白糖，盖上盖子，通电后再搅拌一会儿，倒出即可。
5. 用于湿热证，分次食用。

红豆薏米银耳糖水

食材 水发薏米、红豆各 30 克，水发银耳 40 克，胡萝卜 50 克，冰糖 30 克。

步骤

1. 将洗净的银耳切成碎；胡萝卜切成丁。
2. 锅置火上，注入适量清水，倒入薏米、红豆、胡萝卜丁、银耳，大火煮开后转小火煮至食材熟透。
3. 倒入冰糖，煮至冰糖融化即可。分次食用。

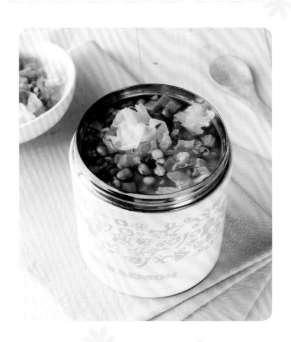

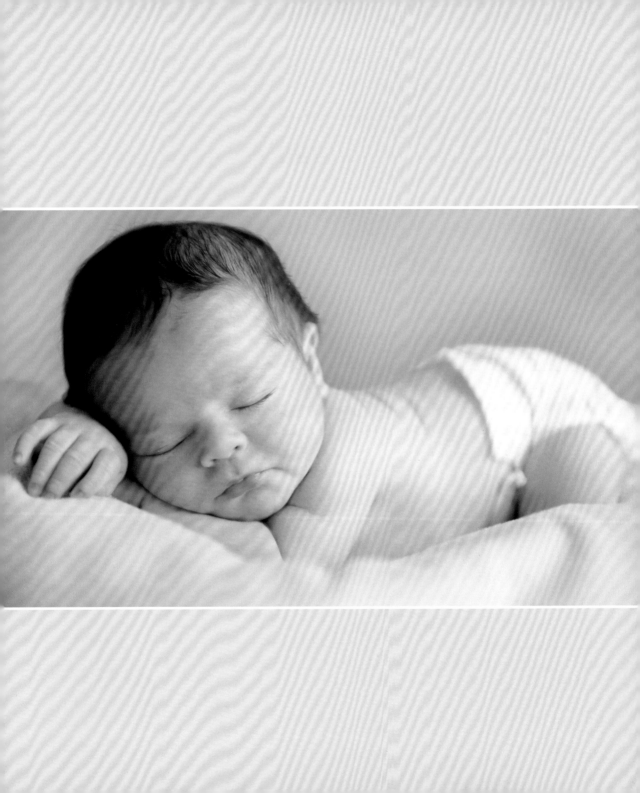

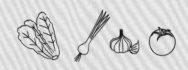

PART 05

增强小儿体质的调养方案

调理身体，其实就是调理体质，

想要拥有一个好的体质，

平日的调养必不可少。

对于孩子各种常见的健康问题，

家长其实不必过分担心，

只要用对调理方法，

孩子很快就能恢复健康。

本章将会通过14个调理要点

为家长朋友们推荐相应的食疗菜谱，

家长们可根据实际需要为孩子选择合适的食谱！

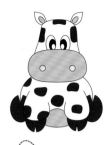

健骨增高的调养方案

　　孩子的身高一直是父母们非常关注的问题。家长都希望自己的孩子能长得高高的，这不仅关乎健康，还影响到孩子日后在学校、工作生活中的自信。中医认为，肾主骨，肺金生肾水，所以小儿的健骨增高在于对肺、肾二脏的调养。在日常饮食中，可以多吃一些补肾养肺及补钙的食物，如虾仁、花菜、牛奶、鸡蛋、排骨等。

 ## 花菜炒虾仁

食材 虾仁 100 克，花菜 200 克，青椒片、红椒片、姜片、葱段各少许，盐、蛋清、食用油各适量。

步骤

1. 将洗好的虾仁从背部切开，装入碗中，加盐、蛋清、水淀粉、食用油腌渍片刻。
2. 将花菜切成瓣，倒入热水中，加盐、食用油拌匀，焯熟后捞出；虾仁滑油捞出。
3. 热锅注油，倒入青红椒、姜片、葱段爆香，放入花菜、虾仁翻炒，加盐调味即可。

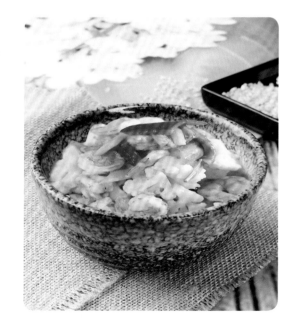

牛奶蒸鸡蛋

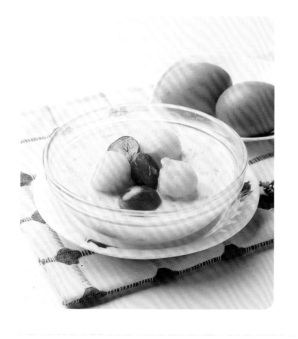

食材 鸡蛋 2 个，牛奶 250 毫升，提子、哈密瓜各适量，白糖少许。

步骤

1. 将鸡蛋打散；提子对半切；哈密瓜挖球。
2. 把白糖倒入牛奶中搅匀，将搅拌均匀的牛奶加入蛋液中，搅拌均匀后放入蒸笼。
3. 蒸 20 分钟后，打开盖子，把蒸好的牛奶鸡蛋取出。
4. 放上提子和哈密瓜即可。

四季豆烧排骨

食材 四季豆段 200 克，排骨 300 克，蒜片、葱段各少许，盐 3 克，料酒 5 毫升，食用油适量。

步骤

1. 沸水锅中倒入洗好的排骨，焯一会儿至去除血水及脏污，捞出沥干。
2. 热锅注油，倒入蒜片，爆香，倒入排骨、料酒，炒匀；入四季豆段，略炒。
3. 加入少许清水，用中火炖 15 分钟至食材熟软，最后加盐调味即可。

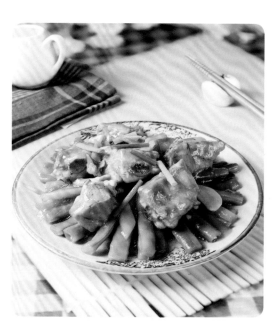

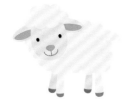

健脑益智的调养方案

　　每位父母都希望自己的孩子能够聪明伶俐，有不少宝爸宝妈在孩子很小的时候就开始给孩子补脑益智了。中医认为，心主神明，肝木生心火，故健脑益智的食疗重点就在于对心、肝二脏的调养上，食物的选择应充分考虑这几方面。平时可以多吃三文鱼（熟）、鳕鱼、鸡蛋、核桃、猪肝、红枣及豆制品等食物。

 三文鱼泥

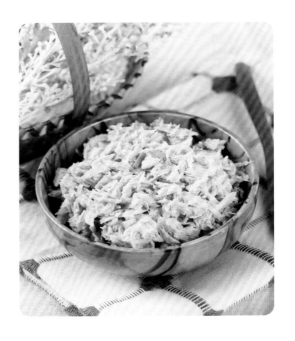

食材　三文鱼肉 120 克，盐少许。

步骤

1. 蒸锅烧开，放入三文鱼肉，中火蒸约 15 分钟至熟。

2. 揭开锅盖，取出三文鱼，放凉待用。

3. 取一个干净的大碗，放入三文鱼肉，压成泥状，加入少许盐，搅匀至其入味。

4. 另取一个干净的小碗，盛入拌好的三文鱼泥即可。

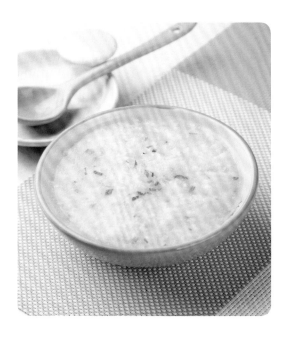

鳕鱼鸡蛋粥

食材 鳕鱼肉 160 克，土豆 80 克，上海青 35 克，水发大米 100 克，熟蛋黄 20 克。

步骤

1. 将鳕鱼肉、土豆蒸约 15 分钟至熟软。
2. 鳕鱼肉碾碎，去皮和刺；土豆压泥；上海青切成粒；熟蛋黄压碎。
3. 砂锅中注水烧热，倒入大米，搅拌均匀。
4. 烧开后用小火煮约 20 分钟，倒入其余食材，搅匀，继续煮 20 分钟至熟即可。

三文鱼豆腐汤

食材 三文鱼、莴笋叶各 100 克，豆腐 240 克，姜片、葱花各少许，盐、水淀粉、食用油各适量。

步骤

1. 莴笋叶切段；豆腐切块；三文鱼切片。
2. 把鱼片装入碗中，加入适量盐、鸡粉、水淀粉、食用油，腌渍 10 分钟。
3. 锅中注水烧开，倒入油、盐、豆腐，加盖煮沸，揭盖，放入姜片、莴笋叶、三文鱼，煮熟即可。

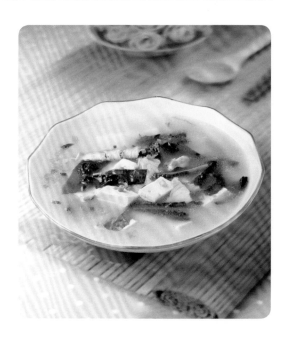

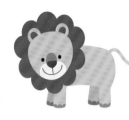

增强视力的调养方案

　　中医认为"肝开窍于目"，因此，增强小儿视力的重点就在于护肝养肝。多吃一些富含维生素A的食物，如胡萝卜、鸡蛋和猪肝等；还可以多吃含花青素的食物，如蓝莓。平时注意让孩子的眼睛多休息，尽量不让孩子玩手机、看电视，如果非要看，也不能靠得太近，要和电视保持一定的距离，且看的时间不能过长。

 ## 栗子粥

食材 水发大米80克，板栗80克，枸杞10克，白糖适量。

步骤

1. 备好电饭锅，加入大米、板栗、枸杞、适量清水，调至"米粥"状态，煲煮2小时。
2. 打开锅盖，搅拌片刻。
3. 将煮好的粥盛出装入碗中即可。

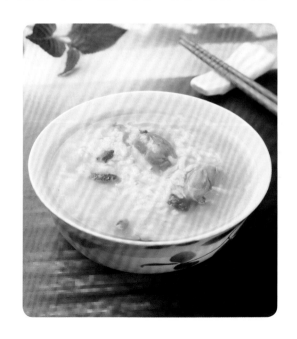

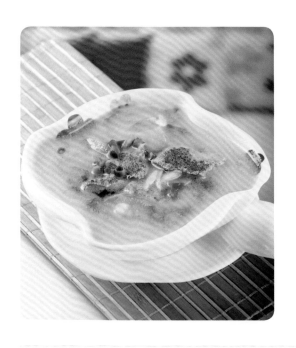

丝瓜虾皮猪肝汤

食材 丝瓜90克，猪肝85克，虾皮12克，姜丝、葱花各少许，盐3克，水淀粉2毫升，食用油适量。

步骤

1. 丝瓜切片；猪肝切片后装碗，加盐、鸡粉、水淀粉，拌匀后淋食用油腌渍。
2. 锅中注油烧热，放入姜丝，爆香，再放入虾皮，炒香，倒入清水，煮沸。
3. 倒入丝瓜，加盐，拌匀，再放入猪肝，搅散，煮至沸腾，最后撒入葱花即可。

胡萝卜丝炒豆芽

食材 胡萝卜80克，黄豆芽70克，蒜末少许，盐2克，食用油适量。

步骤

1. 将洗净去皮的胡萝卜切成丝。
2. 锅中注水烧开，加入食用油、胡萝卜，煮半分钟，倒入黄豆芽，继续煮半分钟。
3. 捞出胡萝卜和黄豆芽，沥干待用。
4. 锅中注油烧热，倒入蒜末，爆香，倒入胡萝卜和黄豆芽，翻炒至熟，加入盐调味即可。

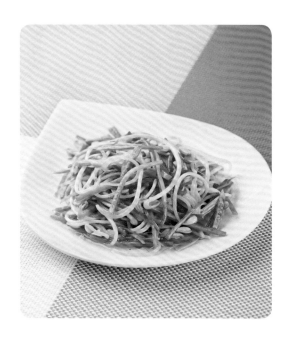

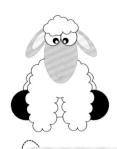

预防佝偻病的调养方案

　　佝偻病与中医"疳证""五迟""五软"相似。中医认为，佝偻病是因先天禀赋不足、后天调养失宜、脾肾不足、骨质柔软所致，治宜调理脾胃。预防佝偻病，饮食要营养全面，多食用富含钙、磷、维生素 D 等营养物质的食物，如鳕鱼、海苔、乳酪、香蕉、虾皮、海带、花生、排骨、牛奶、豆浆、动物肝脏等。

 鳕鱼海苔粥

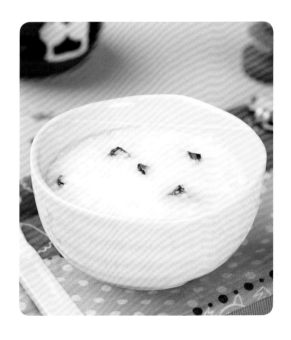

食材 水发大米 100 克，海苔 10 克，鳕鱼 50 克。

步骤

1. 将洗净的鳕鱼切碎；海苔切碎，备用。

2. 取出榨汁机，将泡好的大米放入干磨杯中，磨约 1 分钟至大米粉碎，待用。

3. 砂锅置火上，倒入米碎，注水，搅匀，倒入鳕鱼，搅匀，用大火煮开后转小火煮至食材熟软，再放入海苔碎，拌匀即可。

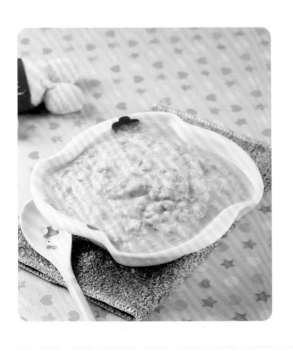

乳酪香蕉羹

食材　奶酪 20 克，熟鸡蛋 1 个，香蕉 1 根，胡萝卜 45 克，牛奶 180 毫升。

步骤

1. 将胡萝卜切成粒；香蕉去皮，剁成泥状。
2. 熟鸡蛋去壳，取出蛋黄，用刀把蛋黄压碎。
3. 汤锅中注水烧热，倒入胡萝卜粒，烧开后用小火煮至其熟透，捞出，剁成末。
4. 汤锅中注水烧热，倒入香蕉泥，搅拌均匀，再倒入胡萝卜，拌匀煮沸，倒入鸡蛋黄，拌匀即可。

羊肉虾米汤

食材　羊肉 150 克，虾米 50 克，蒜片、葱花各少许，盐 2 克。

步骤

1. 高汤煮沸，放入虾米、蒜片，加盖用小火煮约 10 分钟。
2. 揭盖，放入羊肉，加盖，烧开后煮 15 分钟。
3. 揭盖，加少许盐，拌匀，关火后盛出，撒上葱花即可。

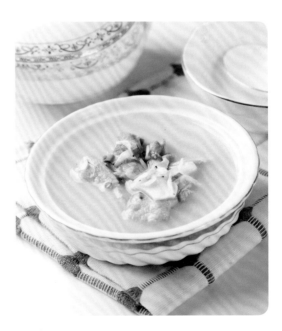

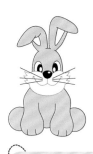

补钙的调养方案

小儿时期正是生长发育的黄金时段，钙元素缺失会影响到骨骼和智力的发育。俗话说得好，药补不如食补，在缺钙情况不太严重的情况下，日常的饮食就能保证孩子每日的钙需求。平时应多给孩子吃富含钙元素及维生素D的食物，如牛奶、虾、虾皮、海带、豆制品、骨头汤、小白菜、油菜等。

 清蒸豆腐丸子

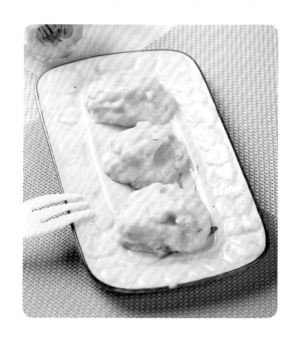

食材 豆腐180克，鸡蛋1个，面粉30克，
葱花少许，盐2克，食用油少许。

步骤

1. 将豆腐、鸡蛋黄放入碗中，用打蛋器搅匀。

2. 再调入少许盐、葱花，搅匀，倒入面粉，
拌匀至起劲。

3. 将面糊制成丸子摆放在盘中，放入蒸锅
中蒸熟即可。

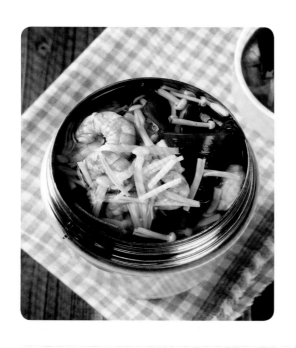

 金针菇海带虾仁汤

食材 虾仁 50 克，金针菇 30 克，海带结 40 克，昆布高汤 800 毫升，姜丝适量，盐 2 克。

步骤

1. 将洗净的金针菇切去根部，切段待用。

2. 将高汤倒入汤锅中用大火煮开，放入海带结、虾仁，煮片刻。

3. 再放入金针菇，加入适量姜丝，煮至金针菇熟软，加入盐，搅拌片刻即可。

 榛子仁豆浆

食材 榛子仁 150 克，水发黄豆 230 克，白糖适量。

步骤

1. 取豆浆机，倒入备好的榛子仁、黄豆，注入适量清水至水位线。

2. 盖上豆浆机机头，选定"湿豆"键，启动打浆。

3. 将豆浆倒入碗中，加入少许白糖，搅拌溶化即可。

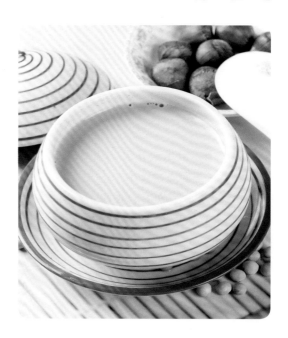

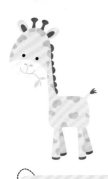

补铁的调养方案

　　铁元素是构成人体的必不可少的元素之一，是儿童成长必不可缺的元素。缺铁的孩子除了易贫血、常哭闹、易激惹，还会表现为注意力不集中、记忆力与思维能力下降、行为异常。以下食物含铁量较高，妈妈可以多给孩子食用：新鲜连根菠菜、猪肝、糯米、龙眼肉、瘦肉、动物血、蛋黄、红枣、胡萝卜、黑木耳等。

 红枣黑木耳露

食材 黑木耳 30 克，去核红枣 2 个。

步骤

1. 红枣洗净，用水泡开后，切成小丁；黑木耳去蒂，洗净切成小丁。
2. 将红枣和黑木耳放入料理机中打匀。
3. 再放入锅内，加水，以中小火炖煮至软烂即可。

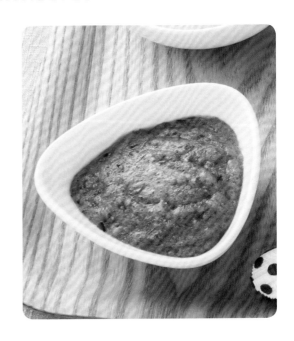

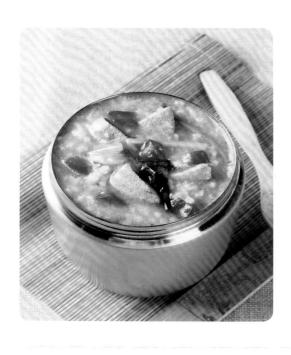

 ## 菠菜猪肝粥

食材　水发大米 200 克，猪肝 40 克，菠菜 20 克，彩椒 20 克，高汤 800 毫升，料酒 3 毫升，盐适量。

步骤

1. 将洗净的彩椒去籽切成粒；菠菜切成小段。

3. 将处理好的猪肝切成片，装入碗中，放入料酒、适量盐，腌渍片刻。

4. 将高汤注入锅中大火烧开，放入大米，煮至米粒开花，然后放入彩椒、菠菜、猪肝，煮至食材熟透，加入盐调味即可。

 ## 蔬菜蛋黄羹

食材　卷心菜 100 克，胡萝卜 85 克，鸡蛋 2 个，香菇 40 克。

步骤

1. 香菇切粒，胡萝卜切粒，卷心菜切细。

2. 锅中注水烧开，加入胡萝卜，煮 2 分钟，放入香菇、卷心菜，煮至熟软，捞出沥干备用。

3. 鸡蛋打开，取出蛋黄，装入碗中，注入少许温开水，放入焯过水的材料，拌匀。

4. 将材料放入蒸锅，中火蒸 15 分钟即可。

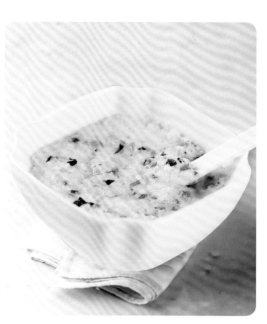

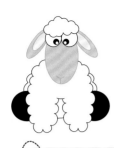

补锌的调养方案

缺锌大多出现在小孩子中，大人也会缺锌，但表现不明显。锌主要是通过饮食来补充，含锌量多的食物有牡蛎、麦芽，其次是猪瘦肉、牛瘦肉、羊瘦肉、鱼肉、南瓜、茄子、牛奶、核桃、花生、芝麻、紫菜、动物肝脏等。只要平时多吃一点这类食物，人体就不会发生缺锌现象，即使已经缺锌，也会很快得到补充。

 ## 牛肉白菜汤饭

食材 牛肉 110 克，虾仁 60 克，胡萝卜粒 55 克，白菜丝 70 克，米饭 130 克，海带汤 300 毫升，芝麻油少许。

步骤

1. 锅中注水烧开，放入牛肉，煮至断生，切粒；倒入虾仁，煮至变色，捞出，切碎。
2. 砂锅置于火上，倒入海带汤、牛肉、虾仁、胡萝卜，烧开后用小火煮约 10 分钟。
3. 倒入米饭，搅散，放入白菜，煮至食材熟透，淋入芝麻油，拌匀即可。

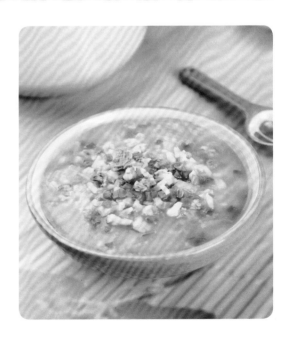

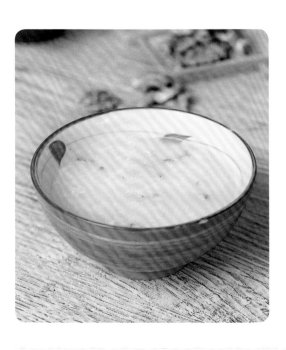

 ## 核桃仁粥

食材　核桃仁 10 克，大米 350 克。

步骤

1. 将核桃仁切碎，备用。
2. 砂锅中注入适量清水烧热，倒入洗好的大米，拌匀。
3. 盖上盖，煮 40 分钟至大米熟软。
4. 倒入切碎的核桃仁，拌匀，略煮片刻。
5. 盛出煮好的粥，装碗即可。

 ## 牛肉南瓜粥

食材　水发大米 90 克，去皮南瓜 85 克，牛肉 45 克。

步骤

1. 将洗好的南瓜、牛肉放入蒸锅，用中火蒸约 15 分钟至其熟软。
2. 将放凉的牛肉切成粒；南瓜剁碎，备用。
3. 砂锅中注入适量清水烧开，倒入大米，烧开后再用小火煮约 10 分钟。
4. 倒入备好的牛肉、南瓜，用中小火煮约 20 分钟至食材完全熟透即可。

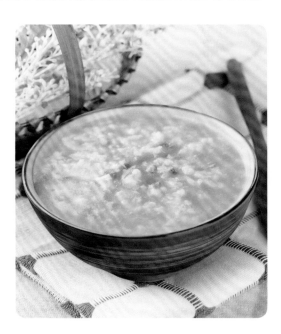

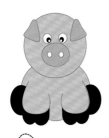

补硒的调养方案

　　硒是人体发育必不可少的一种微量元素。儿童缺硒会导致机体发育迟缓、免疫力下降、营养吸收不良、心脏疾病以及其他脏器病变。在日常生活中，小儿应多食用含硒元素丰富的食物，从而保证机体硒元素的充足。硒元素含量较高的食品包括：海产品，如虾、牡蛎等；肉类，如牛肉、动物内脏等；蘑菇、芝麻、菠菜、花生、蛋黄等。

 虾仁蔬菜稀饭

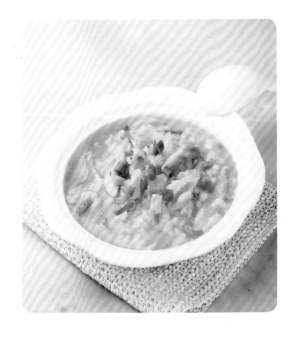

食材 虾仁 30 克，胡萝卜 35 克，洋葱 40 克，秀珍菇 55 克，稀饭 120 克，高汤 200 毫升，食用油适量。

步骤

1. 将洗净的虾仁烫熟，捞出晾凉，切碎。

2. 将洗净的洋葱切成小丁，胡萝卜去皮切丁，秀珍菇切丝。

3. 油锅烧热，倒入洋葱，炒香，放入胡萝卜、虾仁、秀珍菇，炒匀，加入高汤、稀饭，拌匀，烧开后用小火煮至食材熟透即可。

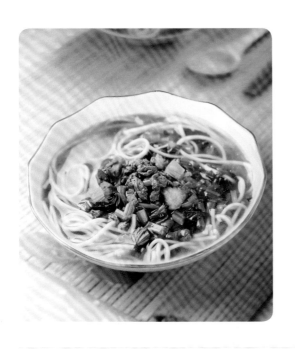

 牛肉菠菜面

食材 龙须面 100 克，菠菜 15 克，牛肉 35 克，鸡汤 200 毫升，盐 2 克，生抽、料酒各 5 毫升，食用油适量。

步骤

1. 将洗好的牛肉切成末；菠菜切成碎末，待用。

2. 在热锅中注入油，放入牛肉末，翻炒至变色。

3. 淋入料酒，加入少许盐调味，盛出待用。

4. 锅中注水烧开，倒入龙须面，煮3分钟至其熟软，加入鸡汤、牛肉末、盐、生抽搅匀，倒入菠菜，煮至熟即可。

 白萝卜牡蛎汤

食材 白萝卜丝 30 克，牡蛎肉 40 克，姜丝、葱花各少许，盐 2 克，鸡粉 2 克，料酒 10 毫升，芝麻油、胡椒粉、食用油各适量。

步骤

1. 清水烧开，倒入白萝卜丝、姜丝、牡蛎肉、食用油、料酒，加盖，焖煮 5 分钟，揭开锅盖，淋入芝麻油。

2. 加入胡椒粉、鸡粉、盐，搅拌片刻，撒上葱花即可。

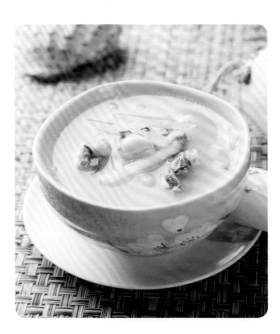